Dr. med. Matthias Manke

SCHLUSS MIT NACKEN SCHMERZEN

Schnelle und effektive Selbsthilfe:
30 Übungen, um die häufigsten
Beschwerden in den Griff zu bekommen

INHALT

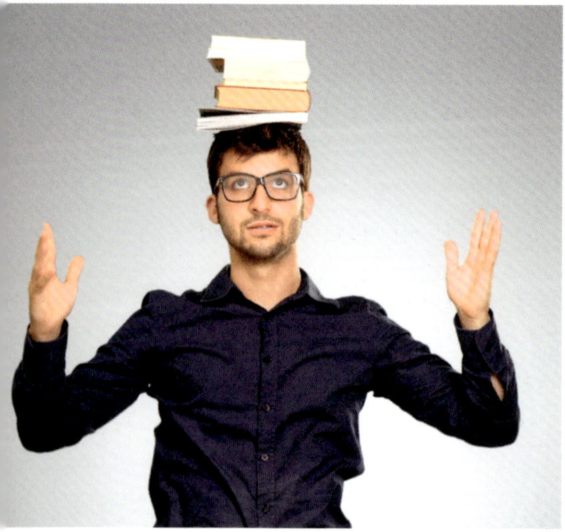

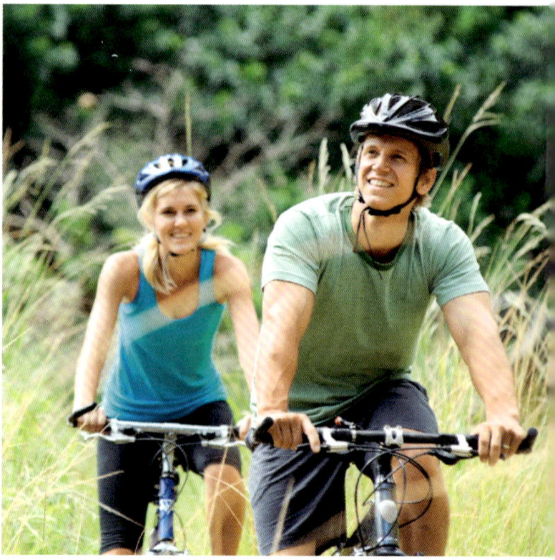

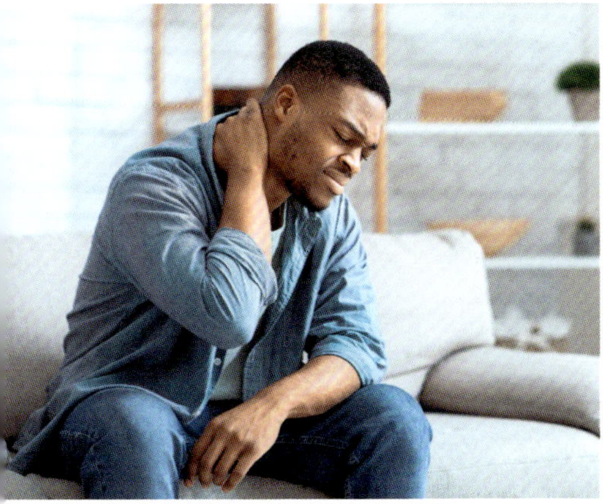

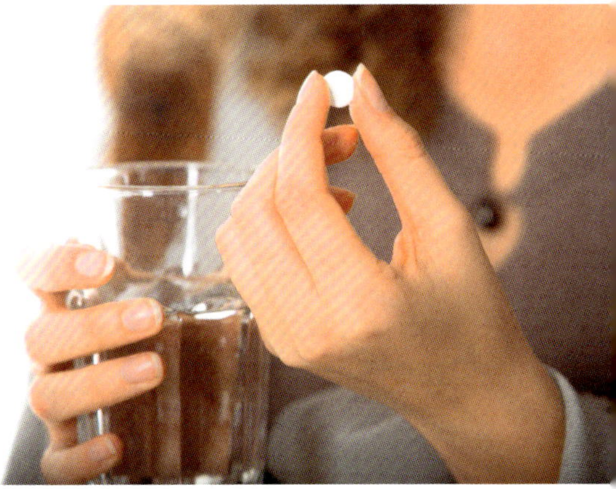

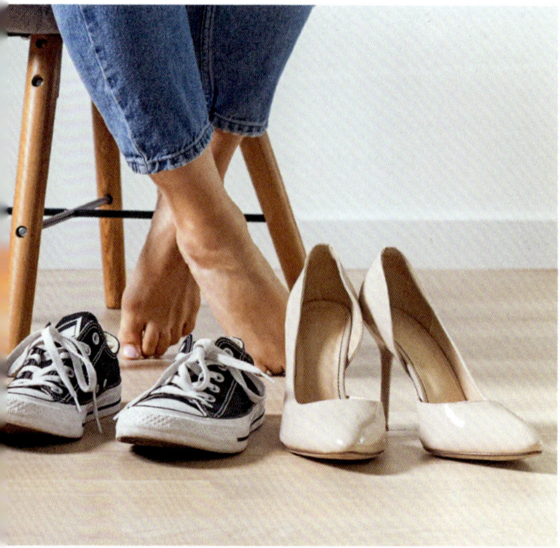

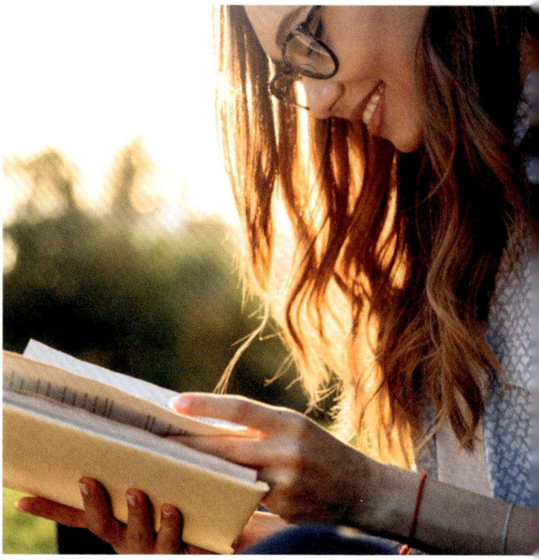

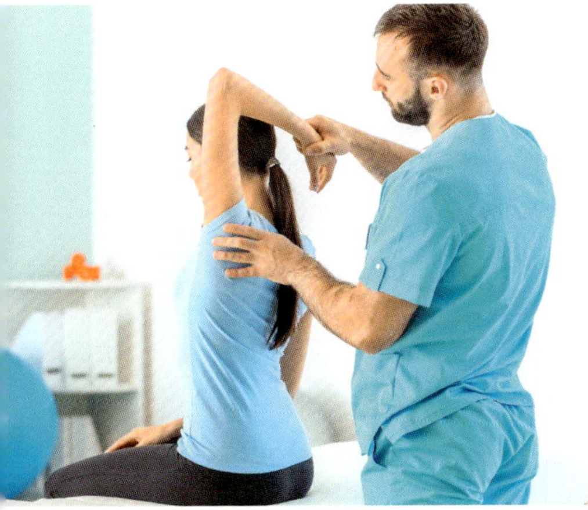

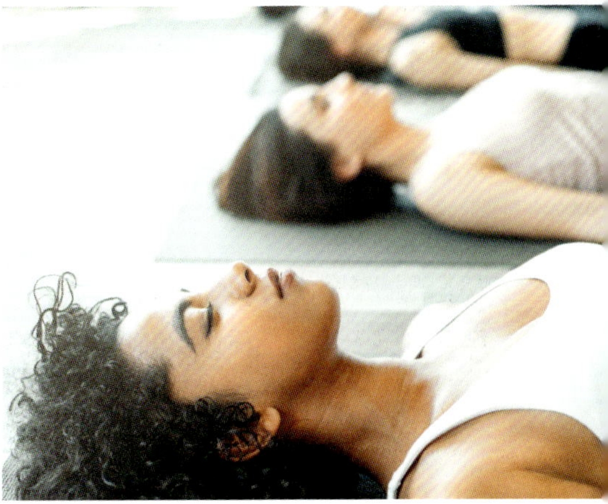

VORWORT

Bei der täglichen Arbeit in meiner orthopädischen Praxis stelle ich seit Jahren fest, dass Schmerzen, Verspannungen und Bewegungseinschränkungen im Nackenbereich auf dem Vormarsch sind. Und das Schlimme daran ist, dass meine Patienten mit derartigen Problemen immer jünger werden. Waren es früher nur Menschen über Fünfzig, so kommen heute regelmäßig Eltern mit ihren Teenagern zu mir, die über anhaltende Nackenschmerzen klagen – und eine schnelle Abhilfe mittels Massage durch den Krankengymnasten verlangen. Bei so einer Konstellation gerate ich oft ins Kreuzfeuer, denn wenn man die Forderungen seiner Patienten nicht auf der Stelle erfüllt, ist man mitunter gleich ein (vermeintlich) schlechter Arzt.

Dabei ist es als Orthopäde meine Pflicht, meine Patienten nach bestem Wissen und Gewissen und dem aktuellen Stand der Medizin so zu behandeln, dass diese möglichst komplikationslos, effektiv und vor allem langfristig von ihren Beschwerden geheilt werden. Und hierfür muss ich ihnen nun mal ins Gewissen reden. Leider möchten manche Patienten aber gar nicht zuhören. Sie haben sich zu sehr daran gewöhnt, dass man die Dinge einfach per Mausklick ordern kann: So wie ich eine Pizza beim Lieferservice bestelle, die mir dann bequem an die Haustüre gebracht wird, so wird das auch vom Arzt als Leistungserbringer erwartet.

Anders als der Pizza-Bote soll der Arzt idealerweise aber auch nichts kosten, schließlich „bekommt der ja schon genug von der Krankenkasse". Aber soll ich dir mal was verraten? Leider gehört gerade die Prävention – also das Verhindern von Beschwerden und Krankheiten – nicht zu den hoch dotierten Aufgaben im ärztlichen Leistungskatalog. Trotzdem ist und bleibt es mein Ziel, meinen Patienten in möglichst kurzer Zeit möglichst viele Informationen mit an die Hand zu geben, damit sie möglichst schnell beschwerdefrei werden. Dienlich hierbei sind Ratgeber wie diese, die der Betroffene in Ruhe lesen und studieren kann. Denn oft ist die Informationsflut beim Arztbesuch einfach zu groß – und zu Hause angekommen, ist die Hälfte schon wieder vergessen.

Klar ist aber auch: Wer seine Nackenschmerzen loswerden möchte, der muss seinen Nacken aktiv unterstützen. Das ist immer auch mit Arbeit verbunden – und heißt eben nicht, sich abends nur eine Wärmflasche auf den Nacken zu legen oder auf die heilende Kraft einer Massage zu vertrauen. Wer sein Leben endlich ohne schmerzenden Nacken genießen möchte, der muss selbst etwas dafür tun. Denn Nackenschmerzen sind vor allem immer eines: Ein Warnsymptom unseres Körpers. Irgendetwas läuft nicht so, wie es unser durch die Evolution optimierter Körper eigentlich vorgesehen hat. Und genauso verhält es sich auch mit den typischen Verspannungen im Schulter-Nacken-Bereich. Auch sie sind ein Symptom – und im Regelfall nicht die Ursache unserer Beschwerden. Ich möchte Nackenschmerzen nicht nur symptomatisch behandeln. Und noch weniger möchte ich, dass Schmerzpatienten auf selbst ernannte „Bewegungsspinner" (man verzeih mir an dieser Stelle einen meiner Lieblingsbegriffe) vertrauen, die aufgrund von falschen Theorien und verkehrten Übungen die Beschwerden oft sogar noch verstärken können. Mir ist wichtig, dass der Ursache wirklich auf den Grund gegangen wird und sich meine Patienten (und auch meine Leser) einen gesunden und schmerzfreien Nacken antrainieren können. Wie wir das zusammen schaffen, verrate ich dir auf den folgenden Seiten.

Dein Matthias Manke

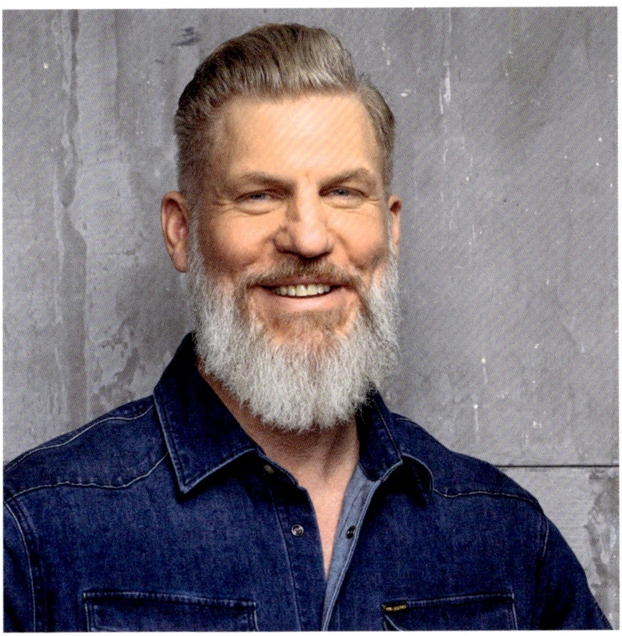

GRUNDLAGEN

Unser Nacken besteht aus sieben Wirbelkörpern, vielen Muskeln, unzähligen Nerven und weiteren Strukturen – ein komplexes und perfekt funktionierendes Gebilde. Wird dieses Zusammenspiel gestört, können Nackenschmerzen auftreten.

WAS DEN NACKEN AUSMACHT

In diesem Kapitel geht es um die Basics. Du erfährst, welche Strukturen unseren Nacken ausmachen und wie diese miteinander in Verbindung stehen. So viel kann ich schon verraten: Er muss einiges leisten.

Der Aufbau des Nackens

Der erste Punkt meiner Manke-Methode (siehe Seite 48) lautet: Es ist wichtig, sich Wissen über seinen Körper anzueignen. Fangen wir also ganz von vorn an. Als Nacken wird der hintere Bereich des Halses bezeichnet. Grob erklärt, findet sich folgende Unterscheidung:
In der Tiefe liegt die sehr bewegliche Halswirbelsäule. Zur Stabilisierung befinden sich darüber die tiefen und die oberflächlichen Muskeln. Da diese zum Teil bis zu den rückseitigen Schultern und zum Kopf reichen, rechne ich die entsprechenden Bereiche zum Nacken hinzu.
Im gesamten Nacken befinden sich neben Knochen und Muskeln natürlich auch Bänder, Blutgefäße und Nerven. Und jede Struktur kann Beschwerden verursachen.

Die Halswirbelsäule

Die Halswirbelsäule (zervikale Wirbelsäule; lat. *cervix* = Hals) besteht aus sieben Halswirbelkörpern (*vertebrae*), wovon der erste direkt unter dem „großen Loch" der Schädelbasis liegt. Dieser Wirbelkörper wird „Atlas" genannt, da er – analog zum Titan in der griechischen Mythologie, der das Himmelsgewölbe auf seinen Schultern trägt – den Schädel stützt. Dabei umfasst er den Zahnfortsatz des zweiten Halswirbels, des sogenannten Drehers, der „Axis" genannt wird.
Die Gelenke zwischen Schädelbasis und Axis bezeichnet man als die beiden Kopfgelenke, welche etwa 70 Prozent der Beweglichkeit des Kopfes im Verhältnis zum Rumpf gewährleisten.
Die restlichen fünf Halswirbel haben die übliche Form eines Wirbels, bestehend aus dem Wirbelkörper und dem das Rückenmark umfassenden Wirbelbogen. An dessen seitlichen Fortsätzen befinden sich jeweils rechts und links des Wirbelkanals die Wirbelbogengelenke, auch als Facettengelenke bezeichnet. Eine anatomische Besonderheit besitzt

Die Halswirbelsäule

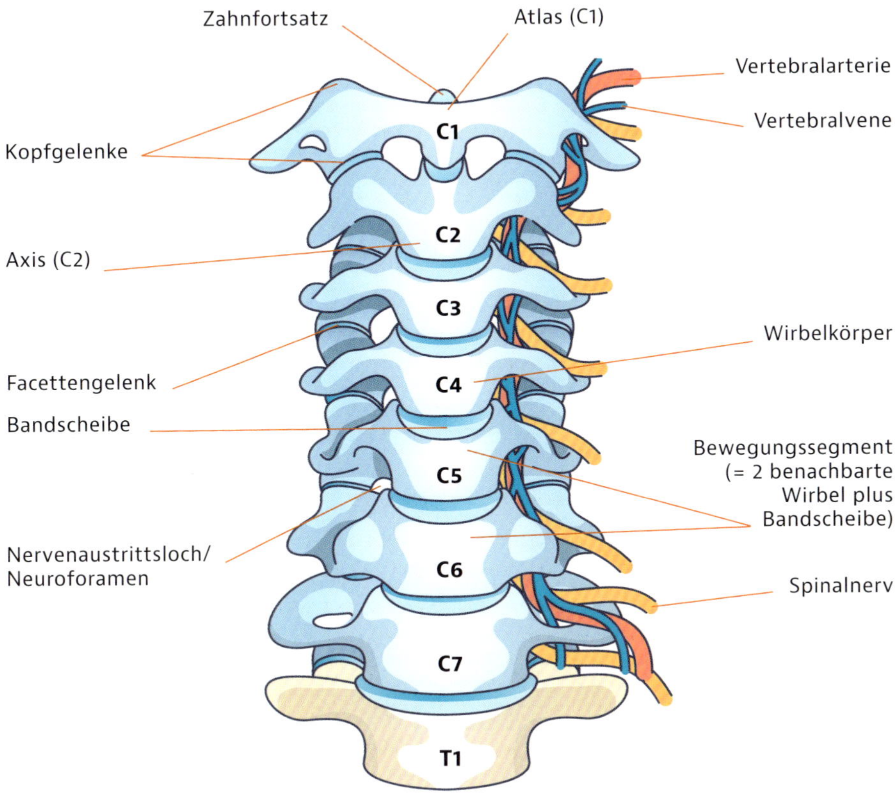

Vierter Halswirbel (C4)

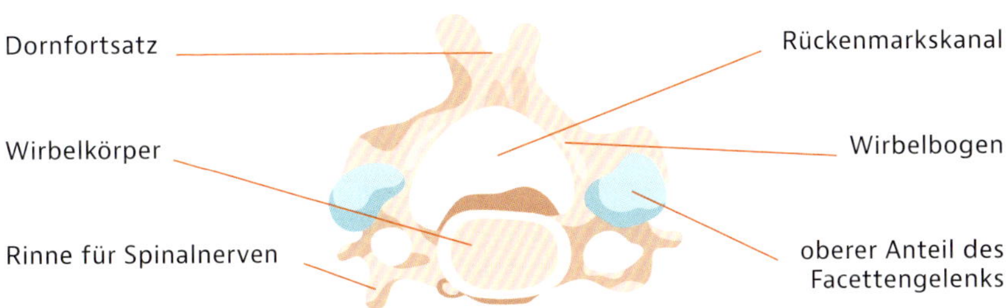

der siebte Halswirbelkörper: Sein Dornfortsatz ist besonders lang und ragt weiter nach hinten heraus als die Dornfortsätze der Wirbelkörper über und unter ihm. Für den Orthopäden dient er zur Orientierung bei der körperlichen Untersuchung. Der Nackenschmerzpatient hingegen nimmt ihn meistens als kleinen Buckel zur Kenntnis.

Bandscheiben – Puffer zwischen den Wirbeln

Wie auch in der restlichen Wirbelsäule befinden sich zwischen den Wirbelkörpern der Halswirbel die Bandscheiben. Sie wirken als Stoßdämpfer und sorgen für die Beweglichkeit der Wirbelsäule. Zwei benachbarte Wirbelkörper mit der dazwischenliegenden Bandscheibe bezeichnet man als Bewegungssegment. Wenn der Nacken schmerzt, werden nur allzu oft die Bandscheiben dafür verantwortlich gemacht – zu Unrecht. Sie sind in den wenigsten Fällen die Verursacher. Allerdings belasten wir sie unnötig durch falsche oder mangelnde Bewegung.

Bei kleinen Kindern besteht die Bandscheibe aus einer strukturlosen gallertigen Masse, die optimal auf jede Bewegung reagieren kann. Zum Schulalter hin bildet sich eine ringförmige Faserstruktur, die als äußere Begrenzung den gallertigen Kern umschließt. Dieser Kern verliert mit zunehmendem Alter an Größe und wird durch weitere ringförmige Fasern ersetzt – ähnlich wie die Jahresringe bei einem Baum.

Leider verliert die Bandscheibe dadurch auch an Elastizität und wird immer weniger flexibel und verschiebbar. Damit sie möglichst lange gut funktioniert, muss sie gut ernährt werden.

Versorgung der Bandscheiben

Wir wissen, dass unsere unterschiedlichen Körpergewebe durch das Blut mit den erforderlichen Nährstoffen versorgt werden. Dies trifft auch auf unsere Bandscheiben zu – leider nur bis zur Vollendung des vierten Lebensjahres. Denn dann bilden sich die versorgenden Blutgefäße zurück und die knorpelartigen Bandscheiben werden zu Selbstversorgern. Das bedeutet, sie sind abhängig von den Nährstoffen, die sich im umgebenden Gewebe befinden und die mit dem Flüssigkeitsstrom in die Bandscheiben gelangen. Mit diesem Flüssigkeitsstrom werden dann auch die Abbauprodukte des Stoffwechsels aus der Bandscheibe hinausbefördert.

Für die optimale Versorgung der Bandscheiben ist ein Wechselspiel zwischen Be- und Entlastung nötig. In der Schule hast du diesen Vorgang vielleicht als Diffusion kennengelernt. Dabei saugt das Bandscheibengewebe über den sogenannten osmotischen Druck Flüssigkeit an. Dieser Druck beschreibt die Kraft, die aufgewendet werden muss, um ein Lösungsmittel einseitig durch

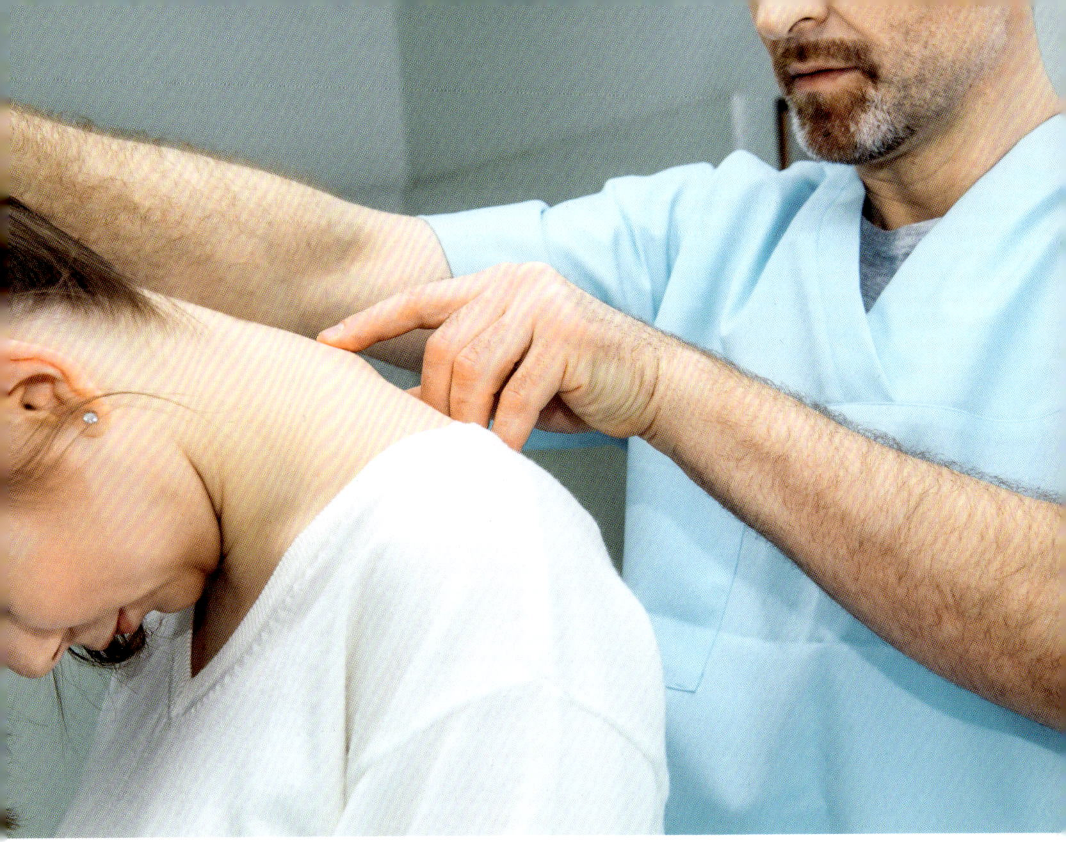

eine durchgängige Membran hindurch in eine konzentrierte Lösung hineinzuziehen. Was bedeutet dieser komplizierte Satz für uns? Je weniger Druck von den benachbarten Wirbelkörpern auf unsere Bandscheiben ausgeübt wird, umso besser kann sie Flüssigkeit und damit Nährstoffe aufnehmen.

Wäre es daher am besten, sich möglichst wenig zu bewegen, also keinen Druck auf die Bandscheibe zu verursachen, damit sie aus dem Vollen schöpfen kann? Schöne Vorstellung. Aber so, wie wir unsere Nährstoffe nach der Verstoffwechslung in veränderter Form aus unserem Körper ausscheiden müssen, will auch die Bandscheibe ihre Stoffwechselabbauprodukte wieder loswerden. Und dafür muss die Bandscheibe gestaucht werden, es muss also Druck auf sie ausgeübt werden, damit sie mit dem Flüssigkeitsstrom die Abbauprodukte wieder herauspressen kann. Dies gelingt nur mit körperlicher Bewegung. Das Wechselspiel zwischen Be- und Entlastung ist somit unabdingbar für eine

Nackenmuskeln

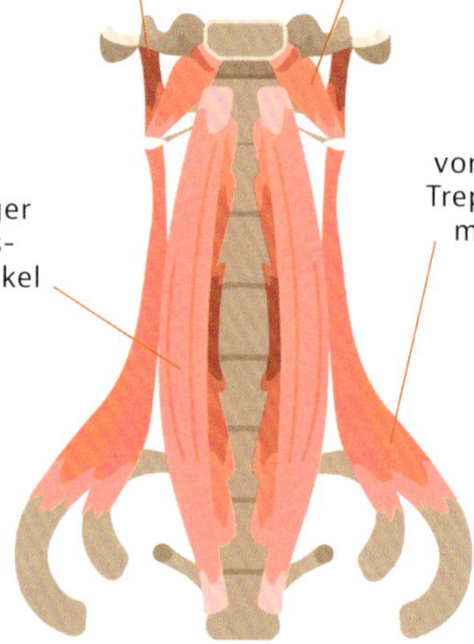

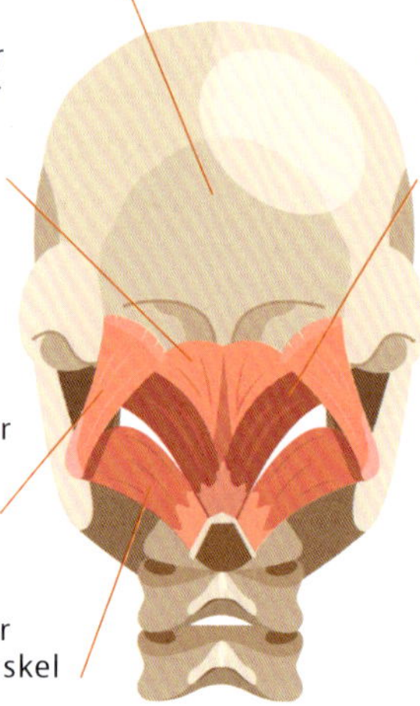

gesunde Bandscheibe. Wenn dieses System gestört wird, weil die Bandscheibe zu wenig Nährstoffe erhält oder die Ausscheidung der Abfallstoffe gestört wird, kann sie geschädigt werden.

Spinalnerven übermitteln Informationen

Aus dem Rückenmark, dem Wirbelkanal, entspringen die Spinalnerven, dabei vereinen sich die vordere und hintere Nervenwurzel (Radix spinalis: lat. *radix* = Wurzel; *spina* = Rückgrat) jeweils zu einem Spinalnerv und spalten sich im weiteren Verlauf in mehrere Äste auf. Der Einfachheit halber werden im Folgenden die hintere und die vordere Nervenwurzel zusammen als „Nervenwurzel" bezeichnet.
Im Bereich der Halswirbelsäule sind das auf jeder Seite acht Nervenstränge. Jeder dieser Nerven versorgt bestimmte Muskelbereiche. So können Sensibilitätsstörungen, fehlende Reflexe und Muskelausfälle in den Bereichen Nacken, Brust, Schulter, Arm oder Hand darauf hinweisen, dass die Spinalnerven geschädigt oder beeinträchtigt sind.

Vertebralarterien – Blut fürs Gehirn

Schließlich ziehen sich noch die Vertebralarterien durch die Halswirbelsäule.

Sie verlaufen durch die Querfortsätze der einzelnen Halswirbelkörper und stellen zusammen mit den inneren Halsschlagadern die Versorgung des Gehirns mit Blut sicher. Veränderungen an den Gefäßen wie zum Beispiel in Form von Verengungen können ebenfalls zu Problemen im Nackenbereich führen. In der Abbildung auf Seite 11 kannst du sehen, wie die Halswirbelsäule aufgebaut ist.

Die Nackenmuskulatur

Das System Halswirbelsäule mit Bandscheiben und Blutgefäßen wäre instabil und würde zur Seite abknicken, wenn es nicht durch Bänder und Muskeln in der ihr zugewiesenen Stellung dynamisch fixiert werden würde.

EIN GESUNDER NACKEN

Wenn alle Strukturen gut mit Nährstoffen versorgt werden, schädliche Bewegungen und Belastungen vermieden werden und der Bewegungsapparat regelmäßig und in dem ihm zugedachten Bewegungsumfang genutzt wird, sind das die besten Voraussetzungen für einen gesunden Nacken.

Die subokzipitalen Muskeln entspringen an der Halswirbelsäule und setzen am Hinterhauptbein, dem Os occipitale, an. Diese kurzen Halsmuskeln ermöglichen uns eine exakte Kopfhaltung mit fein abgestimmter Drehung, Streckung, Beugung und Neigung des Kopfes. Sie werden unterteilt in eine vordere und eine hintere Gruppe, wobei letztere die eigentliche tiefe Nackenmuskulatur kennzeichnet. Die Muskeln befinden sich jeweils an beiden Seiten des Nackens. Auf der nebenstehenden Abbildung sind die einzelnen Muskeln bezeichnet.

- Zur vorderen Gruppe gehören der seitliche gerade sowie der vordere gerade Kopfmuskel.
- Zur hinteren Gruppe gehören der große hintere gerade Kopfmuskel, der kleine hintere gerade Kopfmuskel, der obere schräge Kopfmuskel und der untere schräge Kopfmuskel.

Jeder Muskel hat einen direkten Gegenspieler: Wenn du den Kopf nach vorn neigst, dann kontrahiert die vordere Muskulatur, während sich die hintere Nackenmuskulatur dehnt – beim Zurückneigen des Kopfes zieht sich die hintere Nackenmuskulatur zusammen, dadurch werden die vorderen Muskeln gedehnt. Solange dieses Zusammenspiel funktioniert und kein Muskel einseitig gedehnt oder kontrahiert ist, bleibt die Belastung an der Halswirbelsäule samt Bandscheiben ausgeglichen.

WAS DER GESUNDE NACKEN KANN

Du weißt nun, aus welche Strukturen der Nackenbereich besteht. Sie alle gemeinsam sorgen dafür, dass unser Kopf zum einen beweglich ist, zum anderen stabil. Im Mittelpunkt steht die Halswirbelsäule.

Die Beweglichkeit der Halswirbelsäule

Du drehst deinen Kopf nach rechts und links, nickst mit dem Kopf, schüttelst ihn und reckst ihn, wenn du etwas in der Ferne sehen möchtest. Dein Kopf macht zahlreiche Bewegungen mit. All dies leistet die Halswirbelsäule. Sie ist praktisch das „Gelenk" deines Kopfes. Und ebenso wie bei anderen Gelenken im Körper, lässt es sich auch bei unserem Kopf messen, ob wir ihn im vollen Ausmaß bewegen können.

Die Neutral-Null-Methode

Um die Beweglichkeit eines Gelenks zu dokumentieren, ist die Neutral-Null-Methode sehr hilfreich. Hier wird der Bewegungsumfang in Winkelgraden angegeben. Dabei bezeichnen die erste und die dritte Ziffer jeweils eine Bewegung, die zweite Ziffer ist in der Regel eine Null und bedeutet, dass das Gelenk eine neutrale Stellung einnimmt. Das Ganze wird auf drei Bewegungsebenen angewendet. Mittels dieser standardisierten Messung lassen sich die Ergebnisse verschiedener Untersuchungen vergleichen.

Der normale Bewegungsumfang unterscheidet sich von Gelenk zu Gelenk. Bei der Halswirbelsäule gelten die folgenden Werte für drei Bewegungsebenen:

In der ersten Ebene kann man den Kopf und damit die Halswirbelsäule nach vorn (Flexion) und nach hinten (Extension) neigen. Der Bewegungsumfang in dieser Ebene beträgt 35 bis 45 Grad in Flexion und 35 bis 45 Grad in Rückneigung. Bei einer freien Beweglichkeit beträgt der Wert 45-0-45.

Bei der zweiten Bewegungsebene kann der Kopf zu beiden Seiten geneigt werden. Die freie Beweglichkeit beträgt hier 45-0-45.

In der dritten Ebene können wir den Kopf sowohl nach rechts als auch nach links drehen. Wenn hier keine Bewegungseinschränkung vorliegt, beträgt der Normalwert 90-0-90.

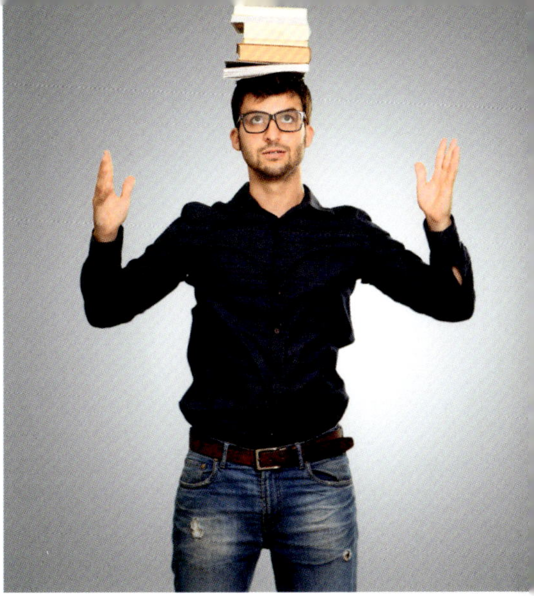

Beweglich bleiben

Da die einzelnen Strukturen wie Knochen, Bänder, Gelenke und Muskeln altern, kann die Beweglichkeit mit zunehmendem Alter abnehmen. Die Betonung liegt auf „kann". Denn so viel sei an dieser Stelle bereits verraten: Wenn wir unserem Körper regelmäßig Bewegung anbieten und wenn diese Bewegung den größtmöglichen Bewegungsumfang ausnutzt, dann hilft uns das, lange beweglich zu bleiben. In unserem Fall heißt das: Du solltest Nacken und Schultern regelmäßig bewegen. Leider geht dies im Alltag meist unter.

Koordination – was der Nacken leistet

Mit der Beweglichkeit ist die Koordination eng verknüpft. Schließlich muss unser Körper auf Belastungen blitzschnell reagieren. Dafür finden sich in den verschiedenen Geweben sogenannte Propriozeptoren (siehe Seite 22 f.). Hierbei handelt es sich um Sinneszellen in Gelenken, Muskeln, Sehnen und Bändern, die unserem Gehirn permanent Informationen über Bewegungen, Haltung, Empfindungen und Positionen des Körpers im Raum vermitteln. Sobald ein Ungleichgewicht besteht, leitet das Gehirn eine Gegenreaktion ein. So werden die verschiedenen Muskelgruppen gesteuert, damit dein Körper im Gleichgewicht bleibt. Dies funktioniert, ohne dass du darüber nachdenken musst.

Wenn du dich zum Beispiel in einen Sportwagen setzt und diesen maximal beschleunigst, sucht sich dein Kopf zunächst den Weg Richtung Nackenstütze. Sobald dieser Reiz wahrgenommen wird, spannt dein Körper dagegen und der Kopf strebt entgegen der Fliehkräfte nach vorn. Ziel ist, dass der Körper nicht „herumschlackert" und so Bandscheiben und Bänder belastet.

Das klappt in der Regel sehr gut. Problematisch wird es erst, wenn die Muskulatur zu schwach ist für den Reiz, der auf sie einwirkt. Dann hat der Nacken große Mühe, den Kopf einigermaßen gerade zu halten, was ihn über die Maßen belasten kann. Das sind die Patienten, die nach dem Kirmesbesuch mit Nackenbeschwerden zum Orthopäden kommen. Mehr dazu auf Seite 58 f.

ALLES BEGINNT MIT DER HALTUNG

Die Halswirbelsäule ist die Stütze des Kopfes. Deine Kopfhaltung trägt also eine Menge dazu bei, wenn im Schulter-Nacken-Bereich etwas nicht so gut funktioniert, sprich, wenn es zu Verspannungen kommt.

Wie Verspannungen entstehen

Ein normaler Schädel mit allem, was dran und drin ist, wiegt im Durchschnitt 4 bis 5 Kilogramm. Dieses Gewicht ruht auf dem ersten Halswirbelkörper. Du kannst das mit einer großen Wassermelone vergleichen, die auf drei Fingern balanciert wird. Neigt sich die Melone nach vorn, so wird sie von den Fingern rutschen. Unser Kopf rutscht glücklicherweise nicht ab, da die Halsmuskeln ihn von allen Seiten halten. Dafür erhöht sich durch den verstärkten Neigungswinkel das Zuggewicht des Kopfes. So wird bei einem um 60 Grad nach vorn geneigten Kopf aus den 5 Kilo ein Zuggewicht von knapp 27 Kilo. Das stellt auf Dauer eine deutliche Zugbelastung unserer stabilisierenden Halswirbelsäulenmuskulatur dar. Einfacher ausgedrückt: Unsere Nackenmuskulatur ist hierdurch einer permanenten Überdehnung ausgesetzt.

Zuggewicht des Kopfes

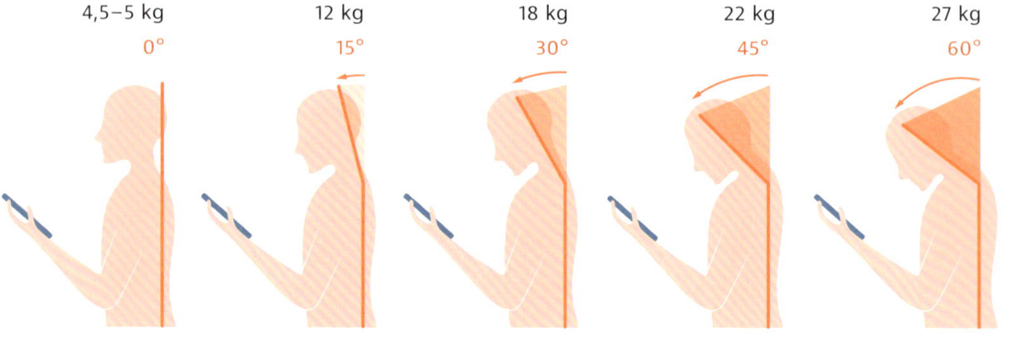

Was Überdehnung bewirkt

Ein Muskel kann sich ausschließlich aktiv zusammenziehen, er kann sich nicht von alleine wieder strecken. Dazu braucht er einen Gegenspieler, der sich seinerseits verkürzt und so den Muskel auf der anderen Seite wieder streckt bzw. dehnt. Es findet also ein Wechselspiel statt, das für eine einwandfreie Funktion der Muskeln sorgt.

Besteht hier ein Ungleichgewicht, wird also ein Muskel nicht regelmäßig genutzt und ist er permanent leicht zusammengezogen, verkürzt er mit der Zeit. Einen verkürzten Muskel muss man dehnen, damit er das volle Bewegungsausmaß und damit wieder seine volle Kraft erlangt.

Doch wie sieht es mit unserem Schulter-Nacken-Bereich aus, bei dem die hintere Muskulatur aufgrund der täglichen Bewegungsroutine überdehnt ist? Die betroffene Muskulatur muss in überdehntem Zustand dafür sorgen, dass unser Kopf nicht nach vorn abfällt. Das gelingt zwar mehr oder weniger gut über einen gewissen Zeitraum, aber eines Tages kommt der Punkt, an dem sich die überdehnte Muskulatur verspannt, zum Beispiel aufgrund einer Bewegung des Kopfes entgegen der alltäglichen Bewegung nach vorn.

Wir bemerken diese Verspannung: Der Muskel ist hart, druckempfindlich und die Beweglichkeit ist deutlich eingeschränkt. Wir können den Kopf nicht mehr richtig bewegen. Allerdings deuten wir dies nicht als Warnsymptom unseres Körpers, der damit weitere Einschränkungen wie Bandscheibenvorwölbungen und -vorfälle sowie Verschleiß an den kleinen Gelenken der Wirbelsäule vermeiden möchte. Wir nehmen die Symptome als Ursache wahr – und erwarten ein Gegenmittel gegen die Verspannung.

Wir greifen zu einem der zuhauf angebotenen Hilfsmittel, auf die ich an anderer Stelle näher eingehen werde (siehe Seite 86 ff.). Oder wir machen das, was seit Jahrzehnten überliefert und in anspruchsvollen Videos von selbst ernannten Bewegungsexperten immer wieder gepredigt wird: dehnen, dehnen, dehnen. Nur übersehen wir dabei ein wichtiges Detail: Warum sollte ständiges Dehnen zu einer Heilung führen, wenn die Verspannung auf dem Boden einer permanent überdehnten Muskulatur entstanden ist?

Für langfristigen Erfolg die Muskeln stärken

Lass diesen letzten Satz bitte einmal auf dich wirken. Klingt nicht logisch, oder? Das wäre so, also wenn man nach übermäßigem Alkoholgenuss mit Kopfschmerzen aufwacht und eine Kopfschmerztablette nimmt. Diese lässt die Schmerzen abklingen, aber nach dem nächsten feuchtfröhlichen Abend sind sie komischerweise wieder da. Ich kann jetzt immer wieder zur Kopfschmerztablette greifen – oder ich kann an dem Vorgang „zu viel Alkohol trinken" etwas ändern. Genauso können wir immer wieder dehnen und so eine temporäre Linderung erreichen – oder wir können unseren Muskel in seiner ihm zugedachten Funktion unterstützen. Und das heißt in diesem Fall: den Muskel stärken. Als Orthopäde bin ich immer an der Behandlung der Ursache interessiert und begnüge mich nicht mit einer symptomatischen Behandlung. Mein Ziel ist es daher, den Nacken zu stärken. Und ich bin davon überzeugt, dass dies jeder schaffen kann.

Nicht nur Muskeln müssen stark sein

Ein starker Nacken beruht aber nicht nur auf einer kräftigen und ausgewogenen Muskulatur. Beschwerdefreiheit ist sowohl an physische als auch an psychische Stärke gekoppelt. Diese Tatsache wird von vielen unterschätzt. Schließlich muss der Körper funktionieren – auch wenn die Seele leidet. Und wenn etwas nicht so gut funktioniert, muss es etwas Körperliches sein – denn wer möchte schon als Sensibelchen abgestempelt werden?! Erfreulicherweise findet in den letzten Jahren ein gewisses Umdenken statt. In meiner Praxis tauchen immer mehr Patienten auf, die sich eine Zweitmeinung zu ihren Nackenschmerzen einholen möchten. Sie vertrauen auf eine gründliche Untersuchung meinerseits – und stellen nach Abschluss der kompletten Diagnostik die Frage, ob die Beschwerden nicht auch psychischer Natur sein können.

Negative Emotionen verursachen Stress

Ich persönlich schiebe nie etwas ganz allein auf die Psyche – bin mir aber der Tatsache bewusst, dass unsere mentale Einstellung und unser Seelenleben einen großen Einfluss auf körperliche Beschwerden haben. Denn im Regelfall gehen negative Emotionen mit Stress einher. Und der Stress wurde uns von der Evolution in die Wiege gelegt, damit wir uns schnell aus Gefahrensituationen entfernen können. Wann hatten die Steinzeitmenschen Stress? Wohl eher nicht auf der Arbeit oder in der Beziehung. Wenn ihnen aber unerwartet ein hungriger Säbelzahntiger über den Weg lief, dem unser Vorfahre als genüssliches Abendessen erschien, waren dessen Muskeln in erhöhter Anspannung: bereit, um jeden Moment vor der Raubtier zu fliehen oder den Kampf aufzunehmen.
Heute funktioniert dieses Muskelanspannungssystem immer noch perfekt – auch wenn aus dem Raubtier ein Vorgesetzter geworden ist oder wir mal wieder richtig Stress mit unseren Liebsten haben. Zu viel Arbeit, ungenügende Entspannungsphasen und die allgemeine Hektik des Alltags triggern ebenfalls

unsere Muskeln. Das Resultat sind Verspannungen, die Schmerzen auslösen, wenn sie längere Zeit anhalten. Und das tun sie allzu oft, denn wir bauen den Stress nicht ab, weil wir weder wegrennen noch kämpfen, sondern im Alltag einfach immer weitermachen.

Aktiv werden – den Schmerzteufelskreis durchbrechen

Abhilfe könnten positive Erlebnisse und Emotionen schaffen, nur treten die erfahrungsgemäß immer seltener auf, wenn wir gestresst sind und unter Verspannungen und Schmerzen leiden. Sind wir in diesem Teufelskreis erst einmal gefangen, wird es immer schwieriger, sich eigenständig daraus zu befreien. Die Gedanken kreisen um den Nackenschmerz und wir stellen uns die Frage, wie das Leben wohl weitergeht, wenn die Beschwerden nicht abklingen. Sport und Bewegung könnten helfen, aber wir können uns kaum dazu aufraffen. Und wenn wir es dann doch einmal geschafft haben, dann meckert der Körper spätestens am nächsten Tag.

An dieser Stelle muss ich anmerken, dass der Körper anfangs immer meckern wird. Schließlich ging es ihm ohne Bewegung scheinbar prächtig. Nun wird er gefordert und diese Aktivität ist er gar nicht mehr gewohnt. Wie man sich in einer solchen Situation motiviert, werde ich an anderer Stelle ansprechen (siehe Seite 98 f.).

Fakt ist, dass wir uns unserem Schmerzschicksal nie ergeben dürfen. Das ist weder für uns, die unter den Schmerzen leiden, noch für unser Umfeld gut. Während man anfangs noch bemitleidet wird, kann das mit der Zeit in Genervtheit umschlagen. Wenn jemand ständig jammert, geht man ihm irgendwann aus dem Weg, um nicht selbst schlechte Laune zu bekommen.

Und ganz abgesehen von dem genervten Umfeld dürfen wir nicht darauf hoffen, dass „die Zeit alle Wunden heilt". In der Liebe funktioniert das vielleicht – am Nacken leider in den wenigsten Fällen. Denn wenn Schmerzen erst einmal über einen längeren Zeitraum bestehen, steigt das Risiko, dass sie chronisch werden. Das heißt: Bei Schmerzen ist es wichtig, sofort zu handeln.

ÄUSSERE UND INNERE HALTUNG

Nicht nur durch eine Fehlhaltung des Kopfes wird der Nacken belastet. Auch Stress sorgt für einen verspannten Nacken. Es gilt also, die Muskeln und die Seele zu stärken, durch Training und Entspannungstechniken.

MUSKELN STÄRKEN, SCHMERZEN LINDERN

Unsere Muskulatur ist das zentrale Element beim alltäglichen Nackenschmerz. Wie im vorherigen Kapitel beschrieben, wird die Nackenmuskulatur durch eine falsche Haltung überdehnt. Die ständige Belastung hat jedoch noch weitere Folgen.

Überlastete Nackenmuskeln werden schwächer

Unsere tiefen Halsstrecker sind anatomisch in der Lage, zusammen mit den tiefen Halsbeugern Bewegungen einzelner Segmente der Halswirbelsäule zu steuern. Ein Fehler bzw. eine Unausgeglichenheit in diesem System kann zu Beschwerden führen. Zum Beispiel beim täglichen Sitzen in nach vorn geneigter Haltung. Hier wird die Muskulatur auf der Körpervorderseite (Brust- sowie vordere Hals- und Schultermuskeln) stärker belastet – schließlich arbeiten wir im Regelfall mit den Armen vor dem Körper. Dies führt bei fehlendem Bewegungsausgleich zu einem muskulären Ungleichgewicht. Die vordere Muskulatur ist kräftiger, während die hintere Muskulatur durch ständiges Überdehnen kraftloser wird.
Was macht die Mehrarbeit, das Training mit einem Muskel? Es führt in der Regel dazu, dass er an Volumen zunimmt. Daher trainieren viele von uns im Fitnessstudio ihren Bizeps mit Gewichten. Nimmt also auch unsere Nackenmuskulatur aufgrund der haltungsbedingten Belastung an Volumen zu? Leider nicht. Im Gegenteil. In verschiedenen Studien zeigt sich bei der Untersuchung der stabilisierenden Hals-Nacken-Muskulatur mittels MRT (Magnetresonanztomographie), dass das Volumen der halsstabilisierenden Muskulatur abnimmt, wenn sie durch Überdehnung anhaltend zu stark belastet wird.

Verringerte Propriozeption

Möglicherweise führt der Rückgang der Muskulatur dazu, dass die Schmerzen aufrechterhalten werden, und zwar über eine Verringerung der propriozeptiven Leistung dieser Muskeln. Über die Propriozeption, die Tiefensensibilität hatten wir schon im Abschnitt über die Koordination gesprochen (siehe Seite 17). Sie bezeichnet die Wahrnehmung des eigenen Körpers und dessen Lage im Raum, der Stellungen von Kopf, Rumpf und Gliedmaßen zueinander, der Geschwindigkeit und Richtung einer Bewegung sowie der eingesetzten Kraft. Hierzu benötigt unser Körper Sensoren, die

TIEFEN-SENSIBILITÄT

Propriozeption (lat. *proprius* = eigen; *recipere* = aufnehmen), auch Tiefensensibilität, dient der Orientierung des Körpers im Raum durch Wahrnehmung der Stellung und Bewegung von Muskeln und Gelenken. Sie sorgt für die Gleichgewichts-, Anpassungs- und Reaktionsfähigkeit des Körpers.
Die Propriozeptoren, die Rezeptoren der Tiefensensibilität, nehmen Informationen über Muskelspannung, Muskellänge, Gelenkstellung und Bewegung auf, und leiten sie über sensible Nervenfasern an das Zentralnervensystem weiter. Zu ihnen gehören die Muskelspindeln, die Golgi-Sehnenorgane und Gelenksensoren.

sogenannten Mechanorezeptoren. Diese sprechen in Muskeln, Sehnen und Gelenken auf Zustand und Zustandsänderungen des Stütz- und Bewegungsapparats an. Zu den Sensoren zählen vor allem die Muskelspindeln, die Golgi-Sehnenorgane und Gelenksensoren.
Wir haben also ein reduziertes Muskelvolumen und eine verringerte Propriozeption – eine Lösung ist, beides durch effektive Übungen zu stärken. In meinem Übungsprogramm findest du dafür ein Stabilisierungstraining (siehe Seite 115 ff.) und ein Propriozeptionstraining (siehe Seite 134 f.).

Das Zusammenspiel ist gestört

Gleichzeitig zeigen Studien, dass Patienten mit Nackenschmerzen im Vergleich zu Kontrollpersonen eine veränderte neuromotorische Kontrollstrategie während der kraniozervikalen Beugung aufweisen, die durch eine verringerte Aktivität der tiefen Halsbeugemuskeln und eine erhöhte Aktivität der oberflächlichen Beugemuskeln gekennzeichnet ist. Einfach ausgedrückt: Beim Neigen des Kopfes nach vorn spricht die tiefe Halsbeugemuskulatur schlechter auf Befehle unserer Nerven an, die Ansteuerung hakt ein wenig. Gleichzeitig sind die oberflächlichen Muskeln überreagibel. Hierdurch wird die gesamte Beugemuskulatur nicht mehr optimal angesteuert – das System läuft suboptimal. Wir können den Kopf zwar

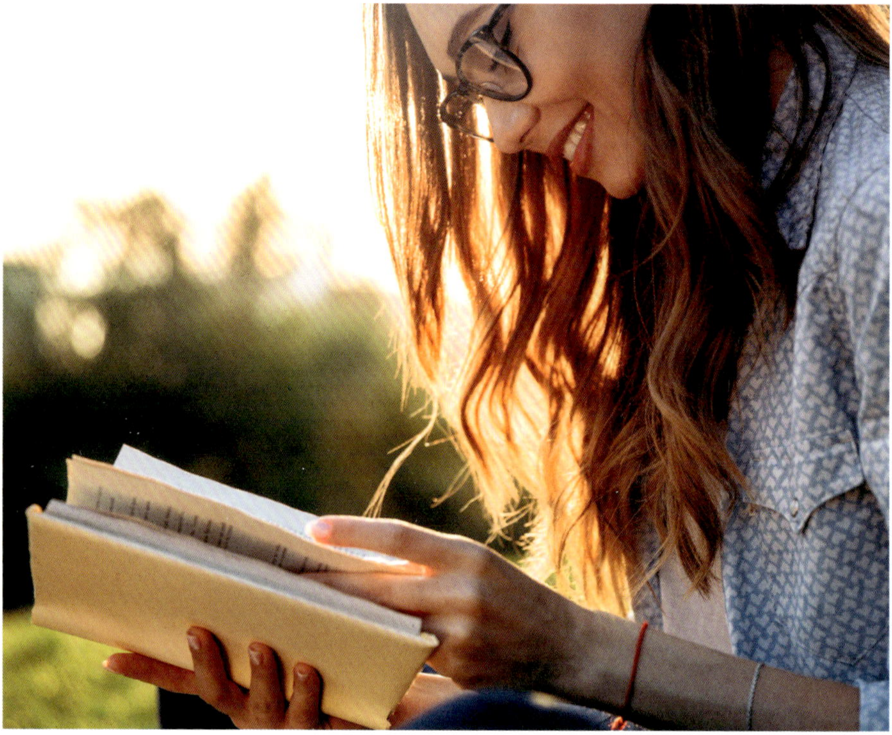

immer noch nach vorn neigen, aber der Bewegungsablauf hierbei ist gestört. Ebenso zeigt sich eine verminderte isometrische Ausdauer der tiefen Halsbeugemuskulatur, das heißt: Die Muskeln können im Liegen den freischwebenden Kopf nicht ausreichend lange in der Waagerechten halten. Aus diesem Grund sollte auch die tiefe Beugemuskulatur hinsichtlich Ansteuerung und Ausdauer trainiert werden.

An dieser Stelle wird klar, dass ein paar Dehnübungen nicht der Garant für einen stabilen und schmerzfreien Nacken sein können.

Sport ist NICHT das Zauberwort bei Nackenschmerzen

Warum gehen viele Nackenschmerzpatienten gar nicht mehr zum Orthopäden? Weil sie den typischen Satz „Sie müssen (mehr) Sport machen!" befürchten. Und soll ich an dieser Stelle was verraten? In meiner Praxis bringe ich diesen Satz seit Jahren nicht mehr über meine sanften Lippen. Denn mir ist klar, dass diese

Aufforderung keinerlei Nährwert hat. Wir wissen, dass Alkohol unsere Leber, Süßes unseren Zuckerstoffwechsel und Rauchen unsere Lungen angreift. Und was machen wir? Wir frönen weiter unserer Sucht. Dabei wäre es doch so einfach, damit aufzuhören: Wir müssten einfach nur das entsprechende Genussmittel nicht mehr zum Mund führen. Anders ausgedrückt: stillhalten und nichts tun.

Aber wenn wir das schon nicht schaffen, wie schwer muss es dann erst für uns sein, uns aktiv im Rahmen einer sportlichen Betätigung zu bewegen? Das kostet Unmengen an mentaler und körperlicher Energie. Und anstelle einer genussvollen Befriedigung wie nach dem Verzehr einer leckeren Tafel Schokolade spüren wir nach erster sportlicher Belastung nur Schweiß, der uns von der Stirn rinnt, und ein Erschöpfungsgefühl, welches sich mitunter an den Folgetagen in einen kräftigen Muskelkater umwandelt.

Das Zauberwort lautet Bewegungsausgleich

Was wir in solchen Situationen vergessen, ist die Tatsache, dass die Schokoladenbefriedigung nur sehr kurz anhält – die regelmäßige sportliche Betätigung hingegen zu einer andauernden Befriedigung führt. Wünschenswert wäre hier ein Zwischending, frei nach dem Motto „Mit wenig Aufwand maximaler Erfolg". Und genau das gibt es. Mein Zauberwort in diesem Zusammenhang lautet „Bewegungsausgleich". Denn wenn wir unsere tägliche Bewegungsroutine aufbrechen und unserem Körper die aktive Bewegung zukommen lassen, für die er geschaffen ist, dann führt dies zu einem natürlichen Gleichgewicht der Muskeln. Jedes Muskelungleichgewicht hingegen kann das Fundament für Beschwerden begründen.

AKTIV WERDEN

Wenig Aufwand und maximaler Erfolg: Werde aktiv, ändere deine tägliche Bewegungsroutine und baue mehr Bewegung in deinen Alltag ein. Kleine Veränderungen genügen, um beweglicher zu werden und Schmerzen zu reduzieren. Du muss nur dranbleiben. Wie dir das gelingt, liest du auf Seite 98 f.

WAS IST SCHMERZ?

Warum sind Menschen unterschiedlich schmerzempfindlich? Schmerz ist individuell, er ist ein subjektives Empfinden, das durch körperliche, psychologische und soziale Faktoren beeinflusst wird.

Individuelles Schmerzempfinden

Wenn jede noch so kleine Bagatellverletzung bei einem Kind von den Eltern wie der Verlust eines Körperteils zur Kenntnis genommen und umsorgt wird, dann erfährt das Kind übertriebene Zuwendung – und kann hierdurch schmerzempfindlicher werden. Schenken die Eltern solchen kleinen Verletzungen hingegen so gut wie keine Aufmerksamkeit, kann das im Verlauf das Schmerzempfinden reduzieren.

Ebenso verhält es sich mit der Dramaturgie mancher Ärzte. Mit Aussagen wie „Ihre Halswirbelsäule ist jetzt schon doppelt so alt wie Sie" oder „Vermeiden Sie schnelle und ruckartige Bewegungen – sonst sitzen Sie irgendwann im Rollstuhl" kann man seinen Patienten jeden Optimismus entziehen, sie ängstlicher und damit schmerzempfindlicher machen. Wenn du solche oder ähnliche Aussagen hörst, dann bekomme bitte keine Panik und hole dir am besten sofort eine Zweitmeinung ein.

Wie so oft im Leben ist eine gewisse Balance wichtig: Schmerz erfordert Respekt und Therapie in einem gesunden Maß. Wird dieses Maß falsch gesetzt, dann resultiert daraus eine Einschränkung der Beweglichkeit und der Belastbarkeit – und das wiederum führt zu einer verminderten Lebensqualität.

Schmerz wird unterschiedlich verarbeitet

Es kann sein, dass zwei Personen Schmerzen an der gleichen Stelle und aufgrund der gleichen Ursache haben und dennoch erträgt die eine die Schmerzen schon nach kurzer Zeit nicht mehr, während die andere nicht so sehr darunter leidet. Das ist auf eine unterschiedliche Schmerzverarbeitung zurückzuführen. Schmerz- und Spannungsrezeptoren nehmen einen Reiz auf und senden diesen Reiz mit einem entsprechenden Signal analog zur Reizstärke zum Gehirn. Unserem Gehirn obliegt es nun, diesen Reiz adäquat zu verarbeiten und unserem Bewusstsein zu vermitteln. Wenn der Betroffene nur darauf wartet, einen Schmerz zu verspüren – dann ist die Empfindlichkeit

hierfür sehr sensibel eingestellt. Ist man jedoch nicht auf den zu erwartenden Schmerz fixiert, sondern passiv vom Geschehen abgelenkt oder aktiv auf etwas anderes konzentriert, dann kann der Schmerzreiz bei der Verarbeitung abebben – und damit abgeschwächt ins Bewusstsein gelangen.
Was kompliziert klingt, ist wie immer einfach erklärt: Wie oft sind meine Kinder, als sie klein waren, beim Spielen hingefallen und dabei auf dem Knie gelandet. Der erste Schmerz brachte sie zum Weinen, aber nach kurzer Ablenkung war er vergessen – und das Spiel ging ohne einen Gedanken an das geprellte Knie uneingeschränkt weiter.

Schokolade gegen Schmerzen?

Wir können die Schmerzempfindlichkeit auch durch Medikamente beeinflussen. Hier gibt es mehrere Ansatzpunkte: am Ort der Schmerzentstehung, auf Rückenmarksebene und im Gehirn. Ebenso können die köpereigenen Glückshormone (Endorphine), welche an positive Erlebnisse, Erfahrungen und Aktivitäten gekoppelt sind, Schmerzen effektiv bekämpfen. Und ja – auch wenn Schokolade zu einer gesteigerten Endorphinausschüttung führt: Dieser „Schoko-Mechanismus" ist sehr kurzlebig und hat langfristig keinen Effekt auf die Beschwerdefreiheit. Hingegen werden durch Bewegung im Freien ebenfalls mehr Endorphine ausgeschüttet – jedoch ohne Gewichtszunahme. Merke dir also zwei Dinge: Schokolade ist keine Lösung bei Nackenschmerzen, und – viel wichtiger – du kannst dein Schmerzempfinden selbst mehr oder weniger direkt steuern. Wie geht das?

Die Schmerzempfindlichkeit reduzieren

Um dein Schmerzempfinden zu steuern, musst du alle Faktoren minimieren, die deine Empfindlichkeit für Schmerzen verstärken. Allem voran den Stress, das ist mit der größte Verstärker.
Daher frage ich jeden Nackenschmerzpatienten in meiner Praxis, wie groß seine aktuelle Stressbelastung ist. Und, kaum überraschend, klagt mittlerweile jeder Zweite über ein erhöhtes Stresslevel. Fragt man übrigens mich, dann sage ich auch, dass ich Stress habe, den ich aber überwiegend positiv wahrnehme – zumindest rede ich mir das ein. Wir alle reden uns gern etwas ein, und keiner gibt gern eine Schwäche zu. Aber spätestens seit meinem Bandscheibenvorfall in der Lendenwirbelsäule weiß ich, dass man sich nichts vormachen sollte.
Stress hat viele Gesichter. Zu viel Arbeit, Unzufriedenheit am Arbeitsplatz, Konflikte mit anderen verursachen Stress; aber auch negative Emotionen wie Angst, Wut und Trauer. All dies macht uns für Schmerz empfindlicher.
Menschen, die glücklich und zufrieden sind und auch keine Geldsorgen haben,

sind hingegen weniger schmerzempfindlich. Das gilt auch für Menschen mit einer optimistischen Lebenseinstellung, denn sie verfügen über Ressourcen, die ihnen helfen, mit Belastungen besser klarzukommen.

Chronifizierung vermeiden

Dass so viele Alltagsaspekte Stress verursachen und dies uns für Schmerzen empfänglicher macht, wäre gar nicht so schlimm, wenn es nicht das Problem mit der Chronifizierung von Schmerzen geben würde. Je länger ein Schmerz nicht oder falsch behandelt wird, desto größer ist das Risiko, dass sich ein Fehler in unsere Schmerzverarbeitung einschleicht. Das System kann so sensibel werden, dass bereits winzige Triggerfaktoren Schmerzen verursachen – im schlimmsten Fall kann ein Schmerz vollkommen unabhängig von einer Ursache entstehen.

Ich kann es nicht oft genug sagen: Es gilt, zu vermeiden, dass ein Schmerz chronisch wird, da dessen Behandlung deutlich länger dauert und komplizierter ist. Dafür ist es wichtig, mit den entsprechenden Maßnahmen möglichst früh anzufangen.

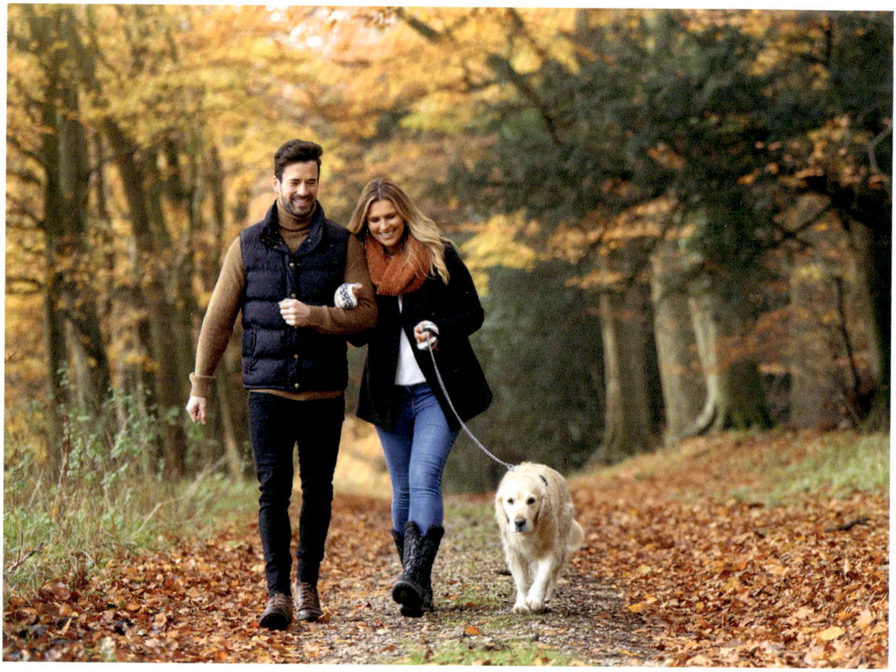

Herr X.

ZUG ABBEKOMMEN

Herr X. ist seit mehreren Jahren mein Patient. Er arbeitet als Lokführer bei der Deutschen Bahn. Da er in Zusammenhang mit Missständen bei der DB nicht namentlich genannt werden möchte, nenne ich ihn hier einfach Herrn X.

Herr X. kam an einem Morgen zu mir, und berichtete, dass er zwei Tage zuvor „Zug abbekommen" habe. Ich machte einen Scherz und sagte, dass er wohl eher „seinen Zug nicht mehr rechtzeitig erreichen konnte" – aber in dem Moment hatten wir nicht den gleichen Humor.

Das war geschehen: Es war Hochsommer und Herr X. machte seinen Job wie immer, als der Zug auf halber Strecke steckenblieb. Sowohl in den Waggons als auch im Führerhaus war die Klimaanlage ausgefallen.

Herr X. saß also schwitzend im Führerhaus und wartete, bis Hilfe kam. Erst als seine Passagiere aus ihrer Not befreit worden waren, verließ auch er den Zug. Der Wind draußen war erfrischend, traf aber auf seine schwitzig-feuchte Haut. Und als er am nächsten Tag mit Nackenschmerzen aufwachte, stand das Ergebnis für ihn fest: Er hatte Zug abbekommen und nun einen steifen Nacken. Zwar war bei der Untersuchung objektiv keine nennenswerte Zunahme der Muskelspannung im Nacken zu ertasten – siehe dazu auch Seite 46 –, aber seine Bewegungsfähigkeit war in allen drei Ebenen eingeschränkt.

Mittels physikalischer Therapie in Form von Wärme und Schmerztabletten sowie Entspannungsmaßnahmen (PME, siehe Seite 97) klangen die Beschwerden nach einiger Zeit ab. Außerdem empfahl ich ihm ein tägliches Training der Nackenmuskulatur, damit diese stärker wird und unempfindlicher. Und ich bin mir sicher, mit den richtigen stabilisierenden Übungen bekommt Herr X. seinen Nacken schneller in den Griff als die Bahn die Klimatisierung der Züge im Hochsommer.

WOHER KOMMT DER SCHMERZ?

Menschen haben ein unterschiedliches Schmerzempfinden, doch das ist nicht alles. Auch die Art und Weise, wie sich Nackenschmerzen äußern, sind vielfältig, ebenso wie die Ursachen für die Beschwerden. Es gilt also, genau hinzuschauen.

Viele unterschiedliche Symptome

Ich muss immer wieder staunen, wie die selbst ernannten Bewegungsexperten im Internet und in ihren Büchern ihre Schmerzkarte zeichnen. Soll heißen, sie markieren ein Körperareal und stellen die Diagnose: Wenn es an dieser Stelle weh tut, dann mache das, denn die Ursache ist das.

Das wäre zu einfach, um wahr zu sein. Der Nacken ist mit vielen unterschiedlichen Arealen verknüpft: mit den Schultern, der Brustmuskulatur, der vorderen Halsregion, dem Kopf, dem Kiefergelenk, der Brust- und Lendenwirbelsäule. Daher können Probleme aus all diesen Bereichen Schmerzen im Nackenbereich auslösen.

Schmerz ist nicht gleich Schmerz

Nackenschmerzen können so unterschiedlich und vielfältig sein: Der Schmerz kann ziehend, bohrend, dumpf, drückend oder stechend sein. Er kann lokal – also direkt im Nacken – auftreten oder bis in den Kopf, die Kiefern, die Schultern und Arme, sogar bis in die Fingerspitzen ausstrahlen. Die Abbildung auf Seite 31 bietet eine Übersicht über die Symptome, die zusammen mit Nackenschmerzen auftreten können.

Es gibt Stellen, die besonders schmerzempfindlich sind, das sind die sogenannten Triggerpunkte (siehe Seite 81). Meistens klagen Betroffene über Muskelverhärtungen und -verspannungen an diesen Stellen. Die Triggerpunkte können auch Schmerzen in anderen Bereichen verursachen (triggern).

Manche Betroffene entwickeln Kopfschmerzen, Schwindel, Sehstörungen oder Ohrensausen (Tinnitus). Auch Missempfindungen in den Armen und Händen wie abgeschwächte Empfindlichkeit und Kribbeln können vorkommen. Während die einen sich morgens nach dem Aufstehen steif fühlen, klagen andere über Muskelschwäche.

Nackenschmerzen – Symptome

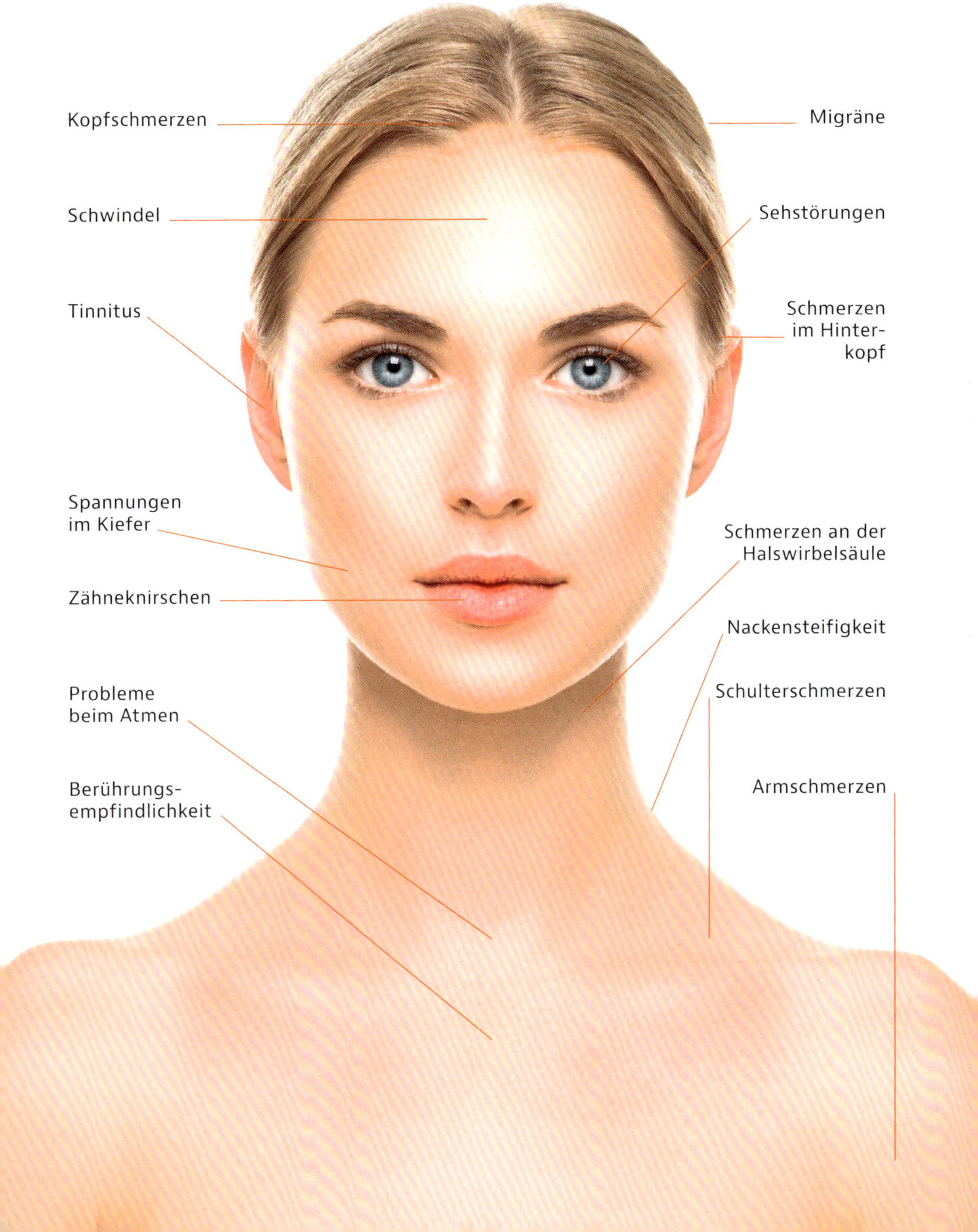

Spezifische und unspezifische Schmerzen

Grundsätzlich wird in den orthopädischen Leitlinien zwischen zwei Arten von Rücken- bzw. Nackenschmerzen unterschieden: dem spezifischen Schmerz und dem unspezifischen Schmerz. Bei der ersten Gruppe lässt sich eine bestimmte Ursache mittels bildgebender Diagnostik wie Röntgen, Computertomographie (CT) oder Magnetresonanztomographie (MRT) nachweisen. Hierzu zählt zum Beispiel der Bandscheibenvorfall oder die knöcherne Verengung der Halswirbelsäule.

Mögliche Ursachen für unspezifische Schmerzen

In über 80 Prozent aller Nackenschmerzfälle liegt jedoch ein unspezifischer Schmerz vor. Von daher ist es nicht ratsam, bei ersten unkomplizierten Beschwerden den Betroffenen in die MRT-Röhre zu legen. Wichtig ist hier ist ein ausführliches Aufnahmegespräch (Anamnese) des Arztes, um die möglichen Ursachen zu eruieren.

Am häufigsten sind muskuläre Probleme die Ursache für Schmerzen, entweder durch den fehlenden Bewegungsausgleich im Alltag, durch Verspannungen und Verkrampfungen bei Überbelastung, durch schwache Muskulatur bei fehlender Bewegung, durch eine ungünstige Schlafposition, eine falsche Matratze oder ein falsches Kopfkissen.

> **BEWEGUNG**
>
> Bewegungsausgleich ist das A und O für einen gesunden Nacken. Wenn du deinen Alltagsbewegungen regelmäßig etwas entgegensetzt, sorgst du dafür, dass sich deine Muskeln immer in einem natürlichen Gleichgewicht befinden.

Ebenso kann ein Verkehrsunfall mit sogenanntem Schleudertrauma Auslöser für die Beschwerden sein. Patienten mit Fibromyalgie haben häufig Nackenbeschwerden, aber auch psychische Belastungen wie Stress, Angst, Schlafstörungen und Depressionen können Nackenschmerzen verursachen.

Ein Ursachencocktail

Kein Schmerz gleicht dem anderen und so gibt es auch nicht die EINE Ursache für Nackenschmerzen. Schmerzen in der obersten Etage unserer Wirbelsäule mit Kopf, Schultern und Armen sind meistens das Resultat aus verschiedenen Einzelpunkten. Sie häufen sich an und bringen irgendwann das Fass zum Überlaufen. Bis es so weit ist, vergeht unter Umständen viel Zeit. Denn unser Körper ist ein Lastenesel, der geduldig

arbeitet, bis es wirklich nicht mehr geht. Während der Esel vor Erschöpfung in die Knie sinkt, sendet unser Nacken Schmerzsignale aus.
Interessanterweise spielen unsere Routinen im (Arbeits-)Alltag dabei eine nicht unwesentliche Rolle.

Routine sorgt für Sicherheit – und für Schmerzen

Wer kennt es nicht? Wenn man einen Vorgang immer wieder wiederholt, führt dies mit der Zeit zu einer gewissen Routine. Als junger Arzt wurde ich mit jeder Operation oder wirbelsäulennahen Injektion, die ich durchführte, sicherer. Die Routine in meinem Arbeitsalltag schafft auch Sicherheit für meine Patienten. Wenn man mich nachts wecken würde, könnte ich blind die erforderliche Aktion durchführen – mit Unterstützung meiner medizinischen Fachangestellten. Wir arbeiten seit Jahren im Team zusammen und kennen jeden einzelnen Schritt im Behandlungsalgorithmus, sodass wir uns wortlos verständigen könnten.
Während sich Routine auf das Behandlungsergebnis in der Praxis bzw. das Produktionsergebnis in der Industrie positiv auswirkt, kann die körperliche Bewegungsroutine zu körperlichen Beschwerden führen. Ich spüre dies am eigenen Leib, wenn ich eine Woche mit vielen chiropraktischen Behandlungen hinter mir habe. Bei der Chirotherapie – dem Einrenken an der Wirbelsäule – stehe ich viel häufiger rechts neben dem Patienten als links, unabhängig

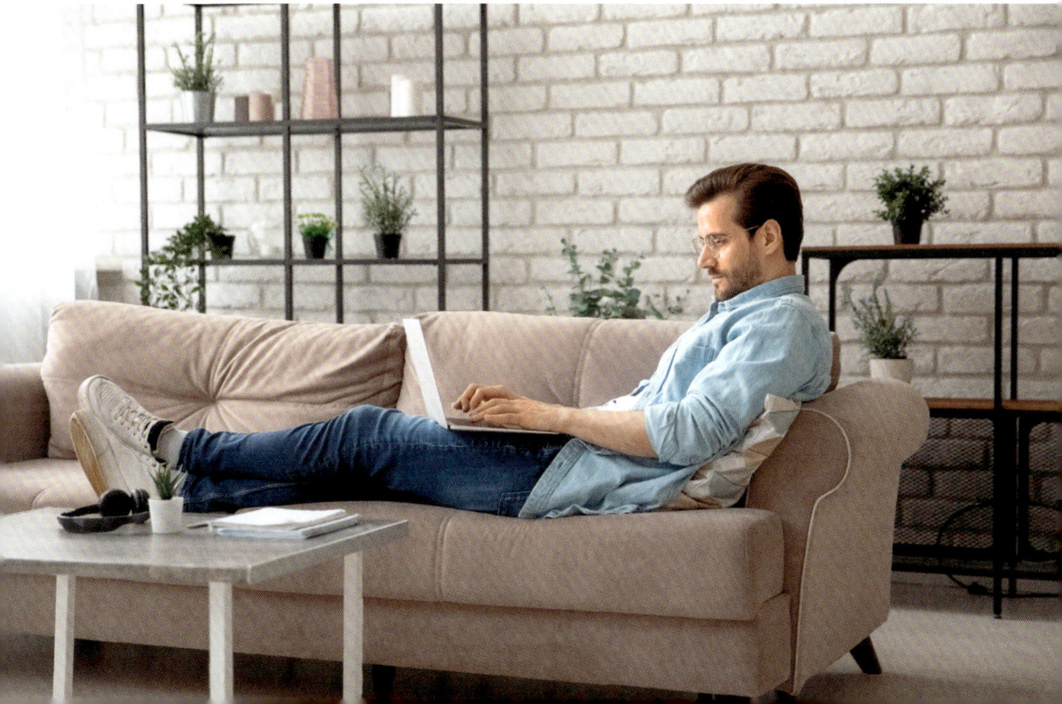

davon, auf welcher Seite dieser seine Beschwerden hat. Damit wird eine Seite meines Körpers überlastet und ich gerate in ein Ungleichgewicht, welches mir zunehmend Beschwerden in meinem Rücken verursacht. Wenn ich dann mal Urlaub habe oder weniger Einrenkungen vornehme, spüre ich, wie meine Beschwerden weniger werden.
Routine schafft also nicht nur Sicherheit, sondern kann zu Beschwerden führen, wenn man sie nicht mit einem entsprechendem Bewegungsausgleich durchbricht.

Anstrengender (Arbeits-)Alltag für den Nacken
Gerade in puncto Nackenschmerzen ist der fehlende Bewegungsausgleich erfahrungsgemäß der größte Triggerfaktor. Die Annehmlichkeiten unserer digitalen Welt sind Gift für unseren Nacken – und der Fortschritt der Künstlichen Intelligenz wird es nur noch schmerzhafter machen. Ich rühme mich immer damit, dass in meiner Praxis nur in einem Behandlungsraum ein Schreibtisch steht. In allen anderen habe ich ein Stehpult, auf dem sich Monitor und Tastatur befinden. Zudem arbeite ich mit viel Bewegung, untersuche meine Patienten, bewege sie durch. Sitze ich auf einem Rollhocker, so tue ich dies stets mit aufrechtem Oberkörper. Nur beim bereits erwähnten Einrenken belaste ich eine Körperseite mehr als die andere. Wie sieht es aber bei der Allgemeinbevölkerung aus? In einer digitalen Arbeitswelt sitzen die meisten von uns an einem Schreibtisch oder im Homeoffice am Küchen- oder Wohnzimmertisch. Und wie ist unsere Sitzposition? Der Kopf ist vorgeneigt, die Schultern sind nach vorn gedreht, der Oberkörper ist ebenfalls nach vorn geneigt, während wir die Beine im Hüft- und Kniegelenk anwinkeln. So arbeiten wir Stunde um Stunde. In den Pausen greifen wir zum Handy – und bemerken nicht, dass wir in der identischen oder einer noch extremeren Position verharren. Wir schauen uns lustige Katzenvideos oder tanzende Menschen an – eine kurze Befriedigung für unser Gehirn, aber kein Bewegungsausgleich für unseren Körper heraus aus der monotonen Sitzposition.

Chillen in der Freizeit
Nach Arbeitsende geht's nach Hause auf die Couch, um die neuen Folgen der Lieblingsserie(n) zu schauen. Und wie sitzt man auf der heimischen Couch? Genauso wie am Arbeitsplatz – nur noch viel couchiger. Wenn wir wenigstens regelmäßig einkaufen gehen und anschließend unser Abendessen zubereiten würden. Dann würden wir unsere Bewegungsroutine verlassen. Der Vorteil der vielen Apps liegt jedoch darin, sich alles per Klick liefern zu lassen. Warum Getränkekisten schleppen, wenn der freundliche Fahrer die Kisten bis in die

Marlene

SCHWINDEL AUFGRUND EINER NACKEN-VERSPANNUNG

Britta ist meine Optikermeisterin – und weiß um meinen dezenten und unauffälligen Brillengeschmack (gerade bei Sonnenbrillen). Darüber hinaus verfügt sie über die Fähigkeit, über den Tellerrand zu schauen.

Ich kann mich noch sehr genau an die Zeit vor meiner ersten Brille erinnern. Ich musste meine Augen mehr anstrengen, mich konzentrieren und für den optimalen Sehwinkel eine entsprechende Kopfhaltung einnehmen. Neben Kopfschmerzen hatte dies auch immer wieder leichten Schwindel zur Folge. Das wollte ich abstellen. Also ab zu Britta, die mir von vielen Leuten empfohlen worden war.

Britta kontrollierte meine Augen – und eine Woche später lief ich mit meiner ersten Brille durch die Gegend. Ohne Kopfschmerzen und Schwindel, da sowohl Augen- als auch Hals- und Nackenmuskeln nicht mehr permanent maximal arbeiten mussten.

Mit diesem Problem bin ich nicht alleine. Skeptisch wird Britta vor allem dann, wenn ihre Kunden trotz optimaler Brillengläser weiter über Kopf- und Nackenschmerzen sowie Schwindel klagen, so wie es bei Marlene der Fall war. Als auch der Neurologe und der Hals-Nasen-Ohrenarzt bei Marlene nichts fanden, schickte Britta sie zu mir, dem Nackenspezialisten. Ich stellte bei Marlene eine verspannte und verhärtete Nackenmuskulatur fest, die auf die Nerven, die den Kopf versorgen, Druck ausübte. Diese Irritationen können einen Schwindel oder Tinnitus in Kombination mit Schmerzen auslösen bzw. triggern.

Ich verordnete Marlene zunächst eine symptomatische Therapie – Dehnung und Wärmeanwendungen –, später folgten aktivierende und stärkende Übungen. Es dauerte nicht lange, dann war Marlenes Muskulatur wieder im Gleichgewicht und sie konnte ihre neue Brille ohne Schmerzen und Schwindel genießen.

zehnte Etage schleppt? Warum selbst in den Supermarkt gehen, wenn man doch die Umwelt schont, indem man die Sachen per Elektrofahrzeug anliefern lässt? So schafft man nebenher auch weitere Arbeitsplätze. Man kann auch einfach sein Lieblingsessen mitsamt Getränken liefern lassen.

In dieser digitalen Welt müssen wir uns gar nicht mehr bewegen – zumindest nicht, um ein Verhungern bzw. Verdursten zu vermeiden. Aber wir sollten uns bewegen, um unsere Bewegungsroutine zu verlassen. Auch wenn du körperlich arbeitest, bist du nicht vor einseitigen Bewegungsroutinen ohne Ausgleich gefeit. Ob im Handwerk, im Straßenbau oder in der Krankenpflege – in vielen Berufen muss man sich ständig bücken und schwere Lasten tragen – all dies schützt nicht vor Nackenschmerzen.

Kinder, die aufs Handy schauen

Läuft es bei der Jugend anders? Natürlich nicht. Das Menschenkind wird sehr früh an die digitale Welt herangeführt oder – wie ich des Öfteren beobachten kann – herangeschoben. Bereits im Kinderwagen wird das Kind mit einem eigenen Tablet oder dem ausgedientem Handy einer digitalen Überflutung ausgesetzt. Und diesem Genuss kann es nur folgen, wenn der Kopf leicht erhöht ist. Damit wird der Grundstein für einen nach vorn geneigten Kopf gelegt. Im Kindergarten und in der Schule wird mittlerweile häufig unter Nutzung von PC und Tablet gearbeitet und bei der Freizeitgestaltung mit Zocken am PC oder der Konsole und der Nutzung der sozialen Medien am Smartphone sind die Kleinen so versiert wie die Erwachsenen.

Auch nachts keine Entspannung

Wann gönnen wir unserem Nacken eine Auszeit? Ich würde mir wünschen, in der Nacht beim Schlafen. Aber auch hier lagern bzw. liegen viele noch auf einem überdimensionierten Kopfkissen, welches unseren Kopf wieder in die Neigung nach vorn drückt. Diese Bewegungsroutine schafft keine Sicherheit für unseren Nacken, sondern quält ihn.

SPEZIFISCHE NACKEN-SCHMERZEN

Es gibt verschiedene spezifische Ursachen für Nackenschmerzen. Viele Patienten erwarten eine konkrete Diagnose, weil sie – zu Unrecht – glauben, dass dies die Behandlung einfacher macht. Auch wäre dann nicht der mangelnde Bewegungsausgleich für die Beschwerden verantwortlich, sondern eine Struktur in ihrem Körper, auf die sie keinen Einfluss haben.

Es muss nicht so sein, wie es scheint

Fast jeder Patient, der mit Nackenschmerzen zu mir in die Praxis kommt, ist davon überzeugt, dass eine spezifische Ursache vorliegt. Der „Fehler" liegt natürlich nicht im eigenen Tun und Handeln (bzw. im Nichtstun), sondern wird meistens den Bandscheiben zugeschrieben. Der Patient drängt darauf, eine Überweisung zum Röntgen oder MRT zu bekommen, jedoch vergeblich.

An dieser Stelle sei bereits erwähnt, dass zur Beurteilung der Bandscheiben ein Röntgenbild nicht ausreicht. Es kann sogar kontraproduktiv sein, denn auch wenn sichtbare Veränderungen in der bildgebenden Diagnostik bestehen – müssen diese nicht das Problem sein, das die Schmerzen verursacht.

Wir dürfen eines nicht vergessen: Der Zahn der Zeit nagt an uns und unserem Körper – und wir alle unterliegen einem natürlichen Verschleiß, der nicht zwingend mit Schmerzen einhergeht.

Nicht selten stellt sich ein neuer Patient bei mir mit den Worten vor, er habe einen dreifachen Bandscheibenvorfall und leide darum unter Schmerzen. Dann ist es wichtig, in Ruhe mit ihm über andere Möglichkeiten zu sprechen. Denn in diesem Moment führt der Patient seine Beschwerden einzig und allein auf eine sichtbare Veränderung zurück und klammert sich daran.

Die Kunst des orthopädischen Handelns ist es, herauszubekommen, ob wirklich eine (sichtbare) spezifische Ursache hinter den Beschwerden steckt. Dieses Detektivspiel fasziniert mich seit jeher. Denn über Muskelverspannungen, Triggerpunkte (siehe Seite 81) und Bewegungseinschränkung klagen fast alle in meiner Praxis.

Die häufigsten sichtbaren Ursachen für Nackenschmerzen

Schauen wir uns die spezifischen Ursachen für Nackenschmerzen etwas genauer an.

Bandscheibenschäden

Wie auf Seite 14 beschrieben, entspringen dem Spinalkanal, der sich in unmittelbarer Nähe zur Bandscheibe befindet, die Spinalnerven. Ist die Bandscheibe geschädigt, können die Nervenwurzeln gereizt werden, was zu Symptomen und Funktionsausfällen in den untergeordneten Bereichen führen kann, zum Beispiel fehlende Reflexe oder mangelnde Koordinationsfähigkeit, Schmerzen oder Sensibilitätsstörungen.
Typische Schädigungen der Bandscheibe sind die Bandscheibenvorwölbung, auch Protrusion genannt, und der Bandscheibenvorfall, medizinisch als Prolaps bezeichnet.

Alterungsprozess der Bandscheiben

Unsere Bandscheiben unterliegen einem natürlichen Alterungsprozess, und zwar insbesondere dort, wo die Übergänge von sehr starren zu sehr beweglichen Wirbelsäulenabschnitten sind. Das heißt konkret: An der Stelle, an der sich die untere Hals- mit der oberen Brustwirbelsäule trifft, und dort, wo die Lendenwirbelsäule auf das Kreuzbein stößt. Mit 30 Jahren beginnt die bandscheibenkritische Zeit und sie erreicht ihren Höhepunkt um das 40. Lebensjahr herum. Ab dem 50. Lebensjahr wird der Gallertkern vollständig durch eine faserartige Struktur ersetzt. Hierdurch ist das Bandscheibengewebe weniger elastisch – und die Stoffwechselprozesse erfolgen nur noch rudimentär.
Eine gesunde Bandscheibe mit Gallertkern und Faserringen dient bei Belastung als Puffer, sie fängt Belastungsspitzen auf, indem sie sich verformt. Die benachbarten Wirbelkörper drücken von oben und unten auf den Gallertkern, der sich zur Kompensation in seiner Fläche ausdehnt. Hierbei drückt er auf die ihn umgebenden Faserringe, die jedoch mit zunehmendem Alter spröde werden und an Elastizität verlieren.

Bandscheibenvorwölbung und -vorfall

Kann der Faserring der Druckbelastung nicht mehr standhalten, bricht er auf und die gallertartige Masse dehnt sich weiter aus. Nach vorn und zur Seite ist diese Ausdehnung unproblematisch, nach hinten kann sie jedoch Druck auf die Spinalnerven erzeugen, die dies mit Schmerzen, Kraftverlust und Reflexausfällen danken. Solange der äußerste Faserring noch intakt ist, bezeichnet man die Bandscheibenausdehnung als Vorwölbung (Protrusion). Platzt auch der letzte Faserring auf, sodass die gallertige Masse aus der Bandscheibe austritt, spricht man von einem Bandschei-

Nackenschmerzen – Ursachen

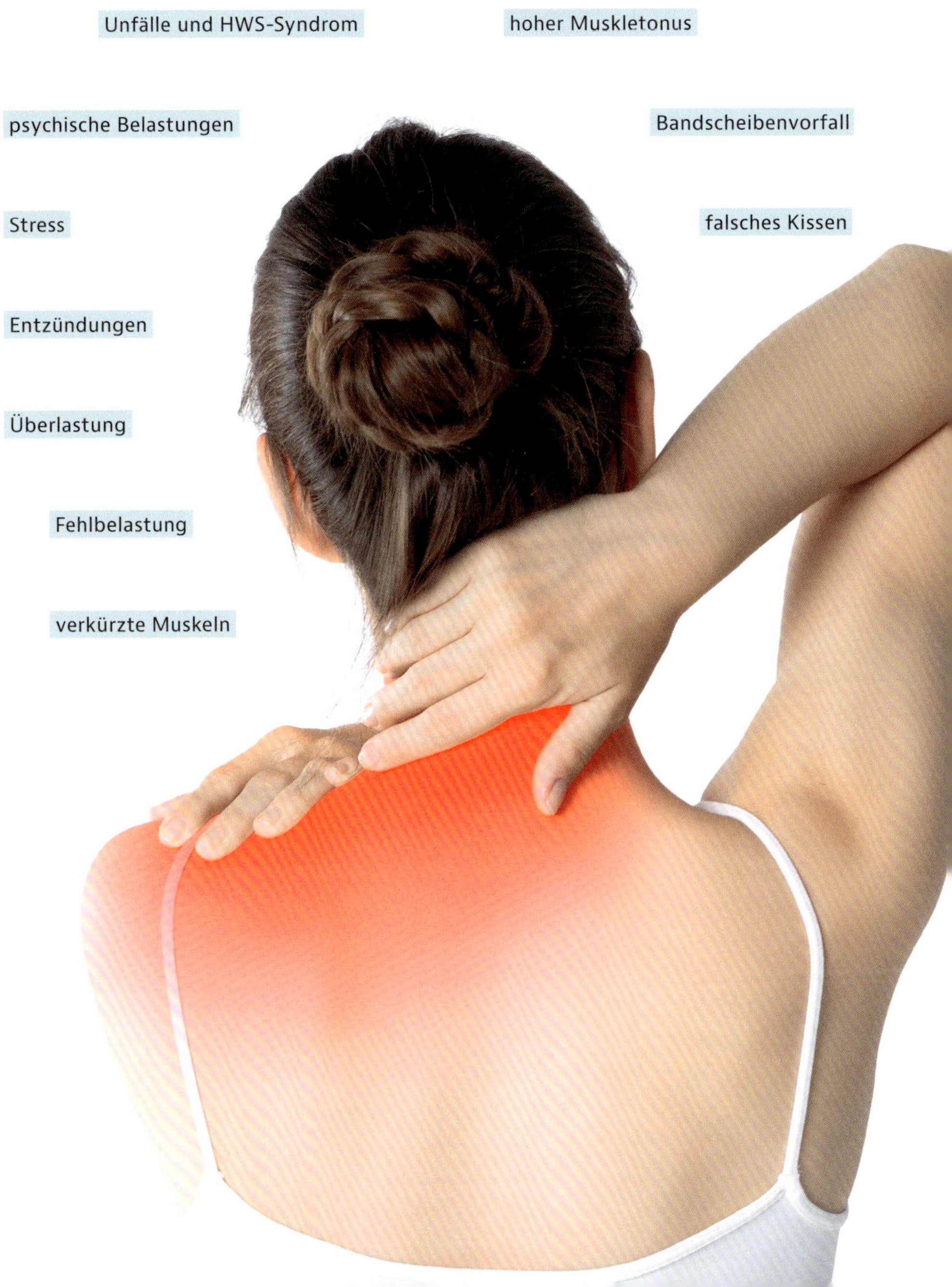

benvorfall (Prolaps). Dieser Zustand ist nicht rückgängig zu machen.
Während die Protrusion immer auf Höhe des Bandscheibenfachs im Bewegungssegment liegt, kann der Prolaps nach oben oder unten im Wirbelsäulenkanal abgleiten. Diesen abgeglittenen Teil der Bandscheibe nennt man Sequester, der dann die Spinalnervenwurzel eines benachbarten Bewegungssegments reizen kann.

Spondylarthrose

Bei der sogenannten Spondylarthrose verschleißen die Zwischenwirbelgelenke, die die einzelnen Wirbel miteinander verbinden. Das am häufigsten betroffene Segment liegt im mittleren Bereich der Halswirbelsäule bei C5 und C6 (siehe Abbildung auf Seite 11).
Für ein geschmeidiges und reibungsarmes Gelenkspiel sind die jeweiligen Gelenkflächen mit einer Knorpelschicht überzogen. Durch Fehl- und einseitige Belastung, wie ständiges Vornüberbeugen des Kopfes, in Kombination mit einer Abflachung der Bandscheibe nutzt sich der Gelenkknorpel vorzeitig ab, da die Gelenkpartner nicht in der ursprünglichen Position stehen.
Dieser altersbedingte (degenerative) Prozess führt zu einer Vergrößerung der am Gelenk beteiligten Knochen, da diese bemüht sind, den Druck durch mehr Knochenfläche zu reduzieren. Dadurch entstehen knöcherne Auswüchse am Knochen, sogenannte Osteophyten. Wachsen diese nach hinten, können sie den Wirbelkanal (Spinalkanal) und die Durchgangslöcher der Spinalnerven (Neuroforamen) einengen. Ist der Wirbelkanal im Nacken betroffen, spricht man von der zervikalen Spinalkanalstenose, betrifft es die Neurofamen, von Neuroforamenstenose. Meist sind bei beiden Stenosen Knochen- und Bandscheibengewebe beteiligt.

Gereizte Nerven müssen keine Schmerzen verursachen

Alle genannten spezifischen Ursachen haben eines gemeinsam: Sie können den Nerv reizen. Und damit eine klassische Beschwerdesymptomatik verursachen. Die Betonung hierbei liegt auf können. Und jetzt kommen wir zu einem wichtigen Punkt. Frei nach dem Motto „Alles kann, nichts muss" spielt die zeitliche Entwicklung derartiger Veränderungen eine wichtige Rolle. Denn der Nerv hat zwei Möglichkeiten, auf Druck zu reagieren: Entweder er nutzt die spezielle Anatomie der Wirbelsäule, die über kleine Ausbuchtungen und damit Reserveräume verfügt, und weicht in eine Lücke aus – oder er nutzt seine Kompensationsmöglichkeiten.
Wenn die Verengung nur langsam fortschreitet, kann sich der Nerv dem Druck anpassen. Infolgedessen reagiert er vermindert bis gar nicht mit Schwäche, Schmerz oder Missempfindungen.

Dies erklärt, dass Menschen mit einer deutlichen Verbiegung der Wirbelsäule (Skoliose) auch im fortgeschrittenen Alter oft beschwerdefrei sind.
Die Quintessenz dieser Feststellung lautet daher: Wenn im MRT oder CT ein Bandscheibenvorfall zu erkennen ist, muss dieser nicht unbedingt die Ursache der Beschwerden sein. Er kann aber dafür verantwortlich sein, wenn

1. der Schmerz von der Halswirbelsäule bis in die Schulter, den Arm oder die Hand ausstrahlt;
2. der Muskeleigenreflex entsprechend der Nervenwurzel abgeschwächt oder aufgehoben ist;
3. es zu einem Kraftverlust eines bestimmten Muskels oder einer Muskelgruppe kommt;
4. das Gefühl im Sinne von Über- oder Unterempfindlichkeit sowie Missempfindungen verändert ist.

Man spricht beim Auftreten von mindestens einem der Symptome von einer radikulären Symptomatik, das bedeutet, dass die Schmerzen von mindestens einer geschädigten Nervenwurzel im Bereich der Wirbelsäule ausgehen. Meistens sind sogar mehrere Nervenwurzeln betroffen. Die vier aufgeführten klassischen Symptome können

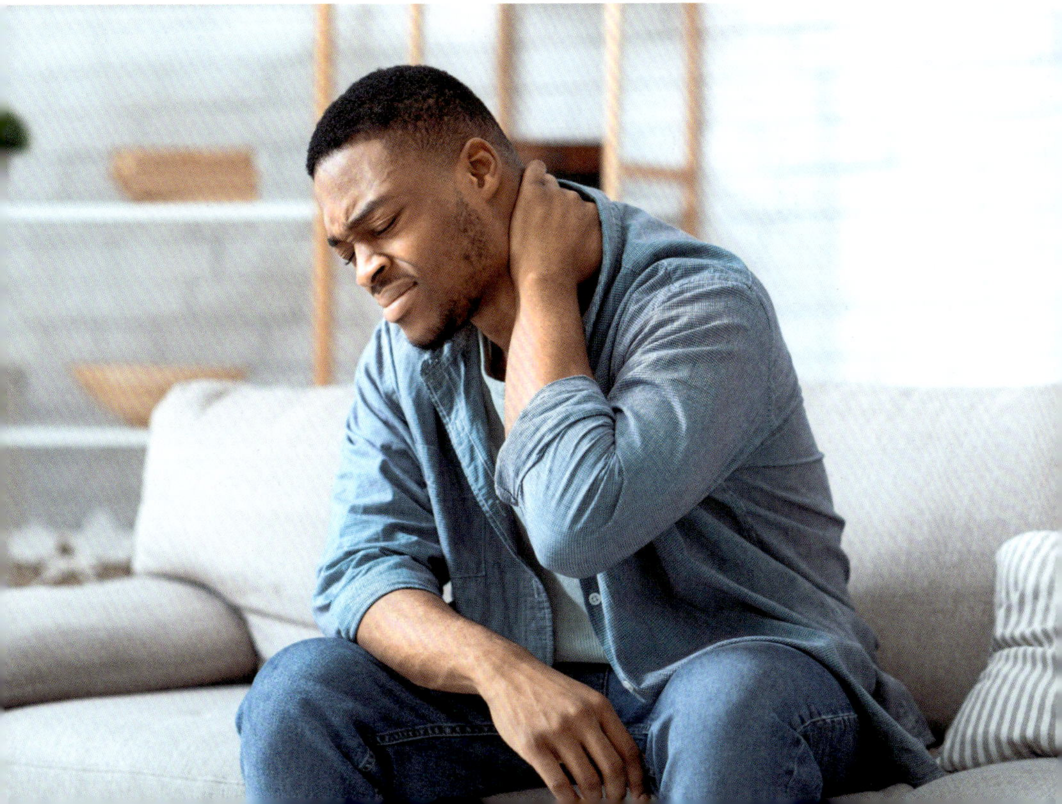

isoliert oder gemeinsam auftreten. Liegt jedoch keines dieser Symptome vor, dann ist ein Bandscheibenvorfall als Ursache für die Nackenschmerzen eher unwahrscheinlich.

Rheumatoide Arthritis

Die rheumatoide Arthritis ist eine chronisch-entzündliche Gelenkerkrankung. In der Regel sind Hände, Füße, Knie und Hüfte betroffen, sie kann sich jedoch auch an der Halswirbelsäule zeigen. Dies verursacht häufig viel weniger und später Beschwerden als der Befall der Gelenke an Armen und Beinen. Zu den Symptomen zählen Nackenschmerzen, Gangstörungen und Gefühlsstörungen an Händen und Füßen. Meistens kommt es zu einer Instabilität zwischen dem ersten und zweiten Halswirbel. Im späteren Krankheitsverlauf entsteht hierdurch eine Fehlhaltung: Der Schädel sinkt nach unten. So entsteht eine zusätzliche Instabilität.

Infektion durch verschiedene Keime

Es kann aber auch zu einer direkten Infektion kommen, und zwar durch verschiedene Keime an Bandscheiben und Wirbeln, oder durch eine indirekte weitergeleitete Entzündung zum Beispiel aus Hals- und Kieferbereich. Aus diesem Grund sollten Injektionen so durchgeführt werden, dass dabei keine Keime mit in die Tiefe gelangen können. Desinfektion, Handschuhe, Mundschutz und steriles Arbeiten sollten bei einer Spritze in den Nacken wie auch sonst üblich ein absolutes Muss sein.

Weitere Ursachen

Seltenere Ursachen für einen spezifischen Schmerz sind Tumore oder Metastasen. Auch Wirbelkörperbrüche bei Osteoporose (Knochenschwund) können auftreten, sind jedoch im Nacken weitaus seltener als im Bereich der Lendenwirbelsäule.

Dominik

BANDSCHEIBEN-VORFALL

An einem Montagmorgen rief Stefanie, unsere ehemalige medizinische Fachangestellte, in der Praxis an und fragte, ob sich ihr Mann Dominik kurzfristig als Patient vorstellen könne. Natürlich haben wir ihn eingeladen.

Als Dominik am Nachmittag in die Praxis kam, berichtete er, dass er seit wenigen Stunden Missempfindungen im linken Unterarm, im linksseitigen Klein- und Ringfinger hatte, ohne dass etwas vorgefallen war. Die Beschwerden waren plötzlich eingetreten und hatten sich dann langsam verstärkt. An eine falsche Bewegung konnte er sich nicht erinnern. Es war ihm nicht mehr möglich, die betroffenen Finger komplett zu strecken.

Bei der Untersuchung galt es nun abzuklären, ob die Schwäche nur schmerzbedingt bestand oder ob aufgrund einer möglichen Nervenkompression die Muskelfunktion eingeschränkt war. Leider zeigte diese Untersuchung, dass ihm wirklich die Kraft bzw. Ansteuerung fehlte. Es bestand daher der Verdacht auf einen akuten Bandscheibenvorfall. In diesem Fall muss so schnell wie möglich ein MRT der Halswirbelsäule gemacht werden, dafür habe ich ihn per Notfalleinweisung in die Orthopädische Klinik geschickt.

Das MRT bestätigte einen Bandscheibenvorfall im Halswirbelsäulensegment C6/7 mit Druck auf die Spinalnervenwurzel. Dominik konnte weiterhin seine Finger nicht bewegen, daher wurde gleich für den nächsten Morgen eine Operation (Dekompression) angesetzt. Die OP war erfolgreich, danach ging die Schwäche der betroffenen Finger langsam zurück.

Um die stabilisierende Muskulatur langfristig zu stärken, habe ich gemeinsam mit Dominik ein individuelles Behandlungskonzept mit Elementen, die auch in diesem Buch vorkommen, erarbeitet. Schließlich ist nach der Operation vor der Operation. Und jede Operation ist eine zu viel. Dominik hat es verstanden und trainiert nun täglich seine Nackenmuskeln.

UNSPEZIFISCHE NACKEN-SCHMERZEN

Werden keine konkreten körperlichen Ursachen für die Schmerzen im Bereich des Nackens gefunden, reden wir von unspezifischen Nackenschmerzen.

Muskulär bedingte Schmerzen

Wie bereits beschrieben, liegen unspezifischen Nackenschmerzen sehr häufig muskuläre Probleme zugrunde. Idealerweise ist jeder Muskel kräftig (*strong*) und dehnbar (*flexible*). Ich nenne es bei meiner Manke-Methode „Strong und Flex" (siehe Seite 48 f.). Jeder Muskel hat einen Gegenspieler und solange beide Muskeln gleich beansprucht werden, bleiben sie gleich stark und flexibel. So befinden sie sich in einem ausgewogenen Verhältnis zueinander. In diesem Zustand läuft unser gesamtes Bewegungssystem optimal. Gerät dieses System durch fehlenden Bewegungsausgleich aus den Fugen, müssen sich irgendwann Beschwerden entwickeln. Zum Beispiel verkürzen beim ständigen Sitzen mit nach vorn gedrehten Schultern und vorgeneigtem Kopf die Muskeln im Brustbereich sowie im vorderen Schulterbereich, während die Nacken- und hinteren Schultermuskeln permanent überdehnt sind. Auch wenn ich mich nach langer Zeit mal wieder sportlich betätige, kann der bis dato geschonte Muskel in den Folgetagen Probleme machen, da er überlastet wurde. Und bei Kälte zieht sich unsere Muskulatur automatisch zusammen, um möglichst wenig Wärme an die Umgebung zu verlieren. Nur im Warmen auf der Couch zu sitzen, ist jedoch auch kei-

MUSKELN LASSEN SICH TRAINIEREN

Sind muskuläre Probleme die Ursache für deine Nackenschmerzen, ist das eine gute Nachricht. Denn deine Muskulatur kannst du bis ins hohe Alter effektiv trainieren und somit verhindern, dass Nackenschmerzen (wieder) auftreten.

ne Lösung. Da unser Körper immer bestrebt ist, Energie einzusparen, versucht er all die nicht benötigten Verbraucher abzuschalten oder herunterzufahren. Und ein Muskel, der nicht genutzt wird, verliert an Masse und Länge. Er wird schwach und verkürzt – und das System gerät ins Wanken.

Unbewusste Kompensation

Unser Körper ist in der Lage, kleine nachteilige Veränderungen zu kompensieren, sodass wir diese noch nicht einmal bemerken. Während wir uns auf der sicheren Seite wähnen, gleicht unser Körper aus. Der geschulte Orthopäde kann dies bei einer Untersuchung erkennen, der Laie jedoch nicht. Erst wenn die ausgleichenden Mechanismen des Körpers nicht mehr erfolgreich sind, signalisiert unser Körper einen Schmerz.

Bruxismus

Der Nacken steht unter anderem in Verbindung mit den Kiefergelenken, daher können dortige Probleme zu Nackenschmerzen führen. Als Bruxismus wird das unbewusste Pressen und Mahlen der Kiefer gegeneinander bezeichnet, das sowohl tagsüber als auch nachts im Schlaf auftreten kann. Dabei leiden nicht nur die Zähne, sondern auch die Muskeln, Sehnen und Gelenke vor allem im Kiefer- und Nackenbereich.
Wenn zu vermuten ist, dass die Nacken- und Schulterschmerzen eine Folge von Kieferpressen und Zähneknirschen sind, lohnt es sich, weitere typische Bruxismus-Symptome abzuklären. Sinnvoll ist ein Zahnarztbesuch, da in der Regel sehr charakteristische Abrasions- und Schliffspuren an den Zähnen sichtbar sind. Auch andere Zahnprobleme wie zum Beispiel Zahnfleischrückgang, Lockerung von Zähnen und Implantaten sowie Prothetik-Schäden können auf Zähneknirschen hinweisen.

Nackenschmerzen als Begleiterscheinung

Es gibt verschiedene Erkrankungen und Beschwerden, die mit Nackenschmerzen einhergehen können. In der Regel sind die Schmerzen eine Folge von Fehlhaltungen – also muskulär bedingt – oder von hormonellen Einflüssen.

Virale Infekte

Wenn nicht nur der Nacken, sondern auch der Hals schmerzt, ist ein viraler Infekt die wahrscheinlichste Ursache. Bei einer Erkältung oder einem grippalen Infekt ist neben geschwollenen Lymphknoten als Abwehrreaktion des Körpers eine Schonhaltung des Kopfes mit unausgeglichener Muskelanspannung verantwortlich für die Nackenschmerzen.

Morbus Hashimoto

Morbus Hashimoto ist eine Autoimmunerkrankung, die mit einer Entzündung der Schilddrüse einhergeht. Besteht eine Unterfunktion der Schilddrüse (Hashimoto-Thyreoiditis), kommt es zu einer Abnahme der Schilddrüsenhormone T3 und T4, was wiederum zu einem Abbau von Proteinen in der Muskulatur führen kann. Ebenso können die im Rahmen der Erkrankung gebildeten Autoantikörper die körpereigenen Muskelzellen angreifen, was sich in Muskelverspannungen und -verhärtungen äußert.

Schwangerschaft

In der Schwangerschaft werden Hormone ausgeschüttet, die für eine Lockerung des Bandapparates sorgen, um so das Becken für den Geburtsvorgang flexibler zu machen. Allerdings lockert sich das Stützgewebe im gesamten Körper und damit auch im Bereich der Halswirbelsäule. Das zunehmende Gewicht im Laufe der Schwangerschaft belastet den bereits geschwächten Rücken und Nacken zusätzlich.

Unterleibsbeschwerden

Bei Frauen, die unter Menstruationsschmerzen leiden, sind auch Nackenschmerzen keine Seltenheit. Um die Unterleibsschmerzen abzumindern, nimmt die Betroffene oft eine Schonhaltung ein, die das muskuläre Gleichgewicht am Oberkörper stört – und in der Folge zu Verspannungen und Beschwerden im Rücken- und Nackenbereich führen kann.

Der gleiche Mechanismus gilt für andere gynäkologische Erkrankungen, die mit starken Unterleibsschmerzen einhergehen, zum Beispiel bei Myomen (gutartige Wucherungen innerhalb der Muskelschicht der Gebärmutter) oder bei einer Endometriose (Wucherungen der Gebärmutterschleimhaut außerhalb der Gebärmutter).

Steifer Nacken ganz weich?!

„Pass auf, dass dein Nacken keine Zugluft abbekommt!" Diese Warnung haben uns unsere Eltern schon mit auf dem Weg gegeben. Noch heute höre ich im Sommerurlaub am Strand diesen warnenden Satz von besorgten Ehefrauen zu ihren Männern sagen. Aber auch im klimatisierten Büro wird dieser gut gemeinte Rat oft an den Arbeitskollegen weitergegeben. Schließlich gilt es doch, den „steifen Nacken" zu vermeiden. Aber ist das wirklich so, dass kalte Luft unvermeidlich zu verspannten Muskeln führt? Die Antwort ist überraschenderweise: Nein.
Jahrzehntelang ist man davon ausgegangen, dass ein konstanter Luftzug – auch wenn er kaum merklich ist – unsere Muskulatur belastet. Die entsprechende Körperstelle kühlt aus, die Blutgefäße in diesem Bereich ziehen sich zusammen, die Muskeln werden nicht mehr so gut durchblutet, was ihre Funktionsfähigkeit einschränkt. Ergebnis: ein steifer Nacken.

Jedoch zeigen neuere Studienergebnisse, dass subjektiv empfundene Nackensteifheit und Schmerzen nicht mit einer erhöhten Muskelspannung in Verbindung stehen müssen. Hierzu wurde die Muskelspannung bei Frauen mit Nackenschmerzen im Vergleich zu beschwerdefreien Frauen gemessen. Anstelle einer erhöhten Muskelspannung zeigte sich in der Schmerzgruppe sogar eine reduzierte Spannung der Nackenmuskulatur – trotz eines subjektiven Gefühls von Steifheit. Dieser Zusammenhang ist zwar noch nicht geklärt, aber ein Erklärungsversuch wäre, dass unser Unterbewusstsein eine wichtige Rolle spielt.

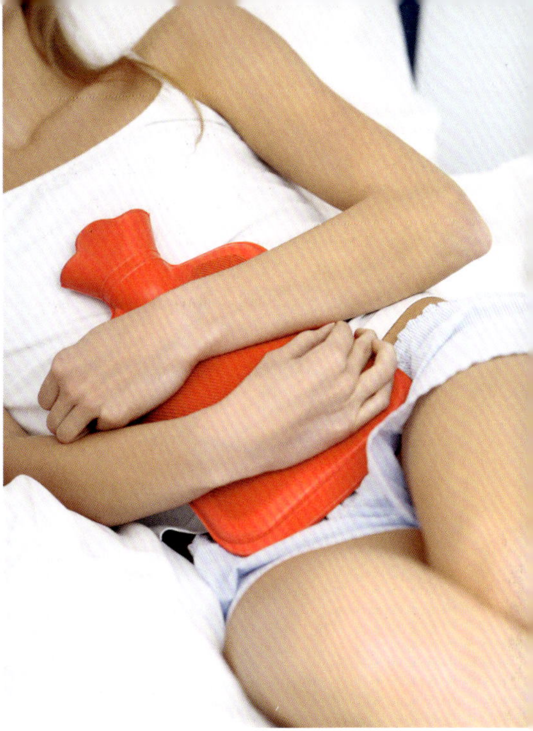

Falsche Signale des Unterbewusstseins

Jede Bewegung ist ein komplexes Zusammenspiel von Muskeln, und wir müssen glücklicherweise nicht darüber nachdenken, welchen Muskel wir zu welchem Zeitpunkt an- oder entspannen müssen, um zum Beispiel eine Kaffeetasse hochzunehmen. Das regelt unser Unterbewusstsein. Wenn nun aber die Wahrnehmung einer Bewegung nicht zum Normalzustand passt, dann könnte der Körper bzw. das Unterbewusstsein diese Bewegung als steif interpretieren. Getriggert werden könnte dies durch die verschiedenen tiefen und oberflächlichen Muskelgruppen. Da die tiefe Muskulatur die Bewegung startet und für Stabilität sorgt, könnte bei einer Funktionseinschränkung ein höherer Energiebedarf des Muskels vorliegen, der ebenfalls ein Gefühl von Steifheit verursacht.

Auch wenn ich mich wiederhole: Ein trainierter Muskel ist unempfindlicher für derartige Einschränkungen.

DIE MANKE-METHODE

Inzwischen sollte klar geworden sein, dass ich kein Freund von Passivität bin. Um meinen Patienten die bestmögliche Unterstützung zu bieten, habe ich daher die Manke-Methode entwickelt. Mit ihrer Hilfe kannst du deine Schmerzen aktiv angehen.

Wir können zwar nicht aktiv jede Ursache angehen – aber durch gezieltes Handeln können wir unseren Nacken stärken und ihn so in jeder Situation unterstützen. Sich seinem Schicksal zu ergeben, ist für mich keine Option. Nur darauf zu hoffen, dass allein Arzt und Therapeut mit entsprechenden Maßnahmen Linderung schaffen, auch nicht. Natürlich kann ich nicht jedem Betroffen Schmerzfreiheit in Aussicht stellen. Dafür aber die Möglichkeit, dass er mit dem richtigen Wissen, der richtigen mentalen Einstellung und den richtigen Übungen seinen Nacken stärken kann. Ich nenne dies die Manke-Methode.

Drei Säulen der Manke-Methode

Die Manke-Methode besteht aus drei Säulen: Wissen, mentale Einstellung und Bewegung.

1. Wissen

Werde zum Experten für deinen Nacken! Wenn du die Ursache deiner Schmerzen verstehst, kannst du sie an der Wurzel packen. In den ersten Kapiteln dieses Buches hast du alles erfahren, was du über deinen Nacken wissen musst. Du weißt, wie er aufgebaut ist, wie er funk-

DURCHHALTEN

Es kann eine Weile dauern, bis das Training seine Wirkung zeigt. Da kann man schon mal die Motivation verlieren und es kann Rückschläge geben. Ich spreche gern von dem „Tanz-Effekt“: Erst geht es zwei Schritte nach vorn, dann mal wieder einen zurück, und dann wieder zwei nach vorn. Doch wer die Richtung und damit das Ziel nicht aus den Augen verliert, kommt irgendwann ans Ziel.

tioniert und dass es in aller Regel nicht die Bandscheiben und Nerven sind, die bei Nackenschmerzen eine Rolle spielen. Lass dir erklären, um welches Krankheitsbild es sich bei dir handelt, und informiere dich darüber. Nur wer die Strukturen und die genaue Ursache kennt, kann effektiv an einer Linderung der Beschwerden arbeiten.

2. Mentale Einstellung

Durchhalten ist Kopfsache! Dafür liefere ich dir Motivationsstrategien und Entspannungstechniken. Du fragst, wie du dich motivieren sollst, wenn Schmerzen und Bewegungseinschränkung permanent schlechte Laune machen? Auf jeden Fall nicht den Kopf in den Sand stecken und jammern. Dann hat dein Schmerz gewonnen und du hast an Lebensqualität verloren. Vielmehr musst du lernen, in kleinen Schritten zu denken und zu handeln. Verlange nicht zu viel von dir und deinem Körper, sondern taste dich langsam an eine Veränderung heran. Mehr dazu auf Seite 98 f. Und lerne, Stressfaktoren zu reduzieren. Denn Stress ist der größte Triggerfaktor für deinen Schmerz. Mit Entspannungsübungen, wie der PME (siehe Seite 97) kannst du herunterfahren.

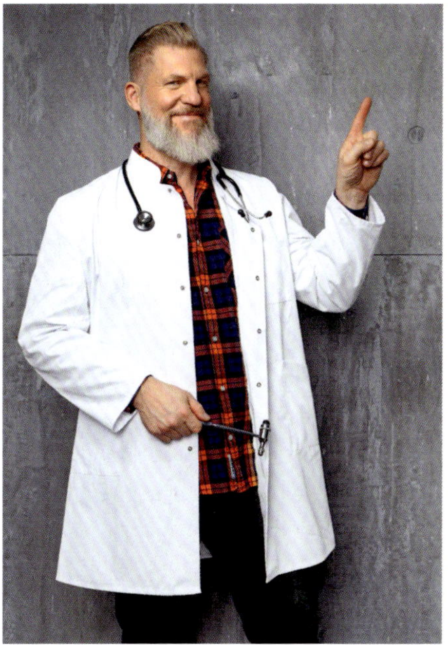

3. Bewegung

Stärke deine Nackenmuskeln und trainiere mit gezielten Übungen spezifische Problembereiche. Bei der Behandlung deiner Nackenschmerzen ist es wichtig, mentale und körperliche Stärke zu zeigen – und neue Wege zu gehen. Ich nenne es „Strong und Flex“: Wenn du langfristig einen stabilen Nacken haben möchtest, musst du dich an den richtigen Stellen kräftigen (*strong*), das gelingt mit dem Stabilisierungsprogramm. Insbesondere bei akuten Schmerzen ist Dehnen (*flex*) mit den Soforthilfeübungen sinnvoll, aber auf Dauer möchten deine Nackenmuskeln kräftiger sein. Mein Übungsprogramm bietet dir gezielte Übungen, die du problemlos zu Hause durchführen kannst und für die du keine speziellen Hilfsmittel brauchst.

MIT NACKENSCHMERZEN ZUM ARZT?

Wie du inzwischen weißt, gibt es viele verschiedene Ursachen für Nackenschmerzen und ebenso viele Symptome und Erscheinungsformen. In diesem Kapitel erfährst du, wann du einen Arzt konsultieren solltest und was du von einer ärztlichen Untersuchung erwarten darfst.

Wann in die Praxis?

Es gibt es eindeutige Symptome, die dich veranlassen sollten, sofort zum Arzt oder ins nächste Krankenhaus zu gehen:

- Bei kurzfristig eingetretener Schwäche und bei Gefühllosigkeit in den Armen – es besteht der Verdacht auf eine frische Nervenschädigung.
- Bei Nackenbeschwerden in Kombination mit Fieber, Nachtschweiß, Kopfschmerzen sowie Lethargie und Verwirrung – sie können im Rahmen eines entzündlichen Geschehens auftreten, zum Beispiel bei einer Entzündung der Hirnhäute (Meningitis), oder Hinweis auf eine Gehirnblutung sein.
- Bei akuten Schmerzen im Nacken- und/oder Armbereich in Verbindung mit Beschwerden in der Brust – hier müssen Herz und Hauptschlagader (Aorta) untersucht werden, um eine Minderversorgung bzw. einen Infarkt auszuschließen.
- Bei plötzlichen Schweißausbrüchen oder Atembeschwerden sowie bei Beschwerden, die durch Anspannung hervorgerufen oder verstärkt werden – auch hier müssen Herz und Aorta untersucht werden.

Nackenschmerzen ohne die aufgeführten Warnzeichen kannst du erst einmal in Eigenregie behandeln mit Wärme, frei verkäuflichen Schmerzmitteln und mit meinen SOS-Soforthilfe-Übungen (siehe Seite 106 f.). Bringen diese Maßnahmen nach zwei, drei Tagen keine ausreichende Linderung der Beschwerden, solltest du einen Termin beim Arzt vereinbaren.

Was macht der Arzt?

Wenn der Arzt dich mit den Worten „Sie haben Nackenschmerzen? Dann schicke ich Sie erst einmal zum Röntgen!" empfängt, ist dies in meinen Augen kein gelungener Start für eine gute Diagnostik. Denn ohne triftigen Grund darf man einen Patienten nicht zum Röntgen schicken – auch nicht, wenn der Patient es einfordert. Schließlich müssen wir Ärzte uns an die Strahlenschutzverordnung halten, die vorsieht, auf jede unnötige Röntgenstrahlung zu verzichten. Stattdessen ist es sinnvoll, zunächst die möglichen Ursachen für die Schmerzen einzugrenzen und Untersuchungen, die nicht unbedingt nötig sind, zu vermeiden.

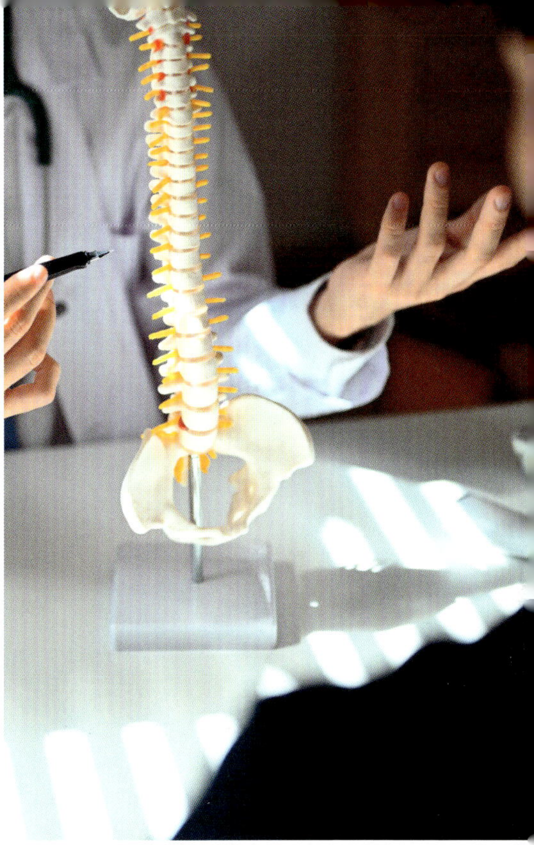

Das Erstgespräch

Am Anfang steht die Anamnese, also die Erfragung der Krankengeschichte. In diesem Erstgespräch wird der Patient ausführlich befragt: Seit wann besteht der Schmerz? Wo sitzt der Schmerz? Wie fühlt er sich an? Gibt es ein auslösendes Ereignis? Bestehen irgendwelche Vorerkrankungen? Welcher beruflichen Tätigkeit wird nachgegangen? Welche Bewegungsform bzw. welcher Sport wird zum Bewegungsausgleich durchgeführt? Was wurde bisher gegen die Schmerzen gemacht? Gibt es vorbehandelnde Ärzte?

Zwar sollte man eventuelle Vorbefunde zur Untersuchung mitbringen – aber nicht darauf bestehen, dass der Arzt sie sich sofort ansieht. Ich persönlich schaue mir diese Befunde erst zum Abschluss der Untersuchung an. Schließlich untersuche ich den Patienten und keine Bilder. Und da wir gelernt haben, dass man vieles in den Bildern sehen kann, was nicht ursächlich für die Beschwerden sein muss, bewahrt man als Arzt seine Objektivität am besten, indem man sich selbst ein Bild vom Patienten macht.

Die körperliche Untersuchung

Nach der Anamnese beginnt die körperliche Untersuchung mit der sogenannten Inspektion: Die einfache Betrachtung des Patienten, am besten bei fast komplett entblößtem Oberkörper, ist ein weiterer Schritt zur Diagnosefindung. Beim Nackenschmerzpatienten

sieht man in der Regel die klassische Sitzhaltung, die ich bereits beschrieben habe (siehe Seite 34): Der Oberkörper ist samt Kopf nach vorn geneigt, die Schultern sind nach vorn gedreht, der Patient sitzt schlaff und in sich gesackt auf der Untersuchungsliege. Besteht diese Haltung schon über mehrere Monate, dann tritt der Dornfortsatz des siebten Halswirbelkörpers stärker zum Vorschein. Manch ein Patient stellt sich allein aufgrund dieser vermeintlich akuten „Buckelbildung" vor – und ist ganz enttäuscht, dass es nur ein Symptom der schlechten Haltung ist.
Es geht weiter mit der sogenannten Palpation, bei der ich Muskelspannung und Triggerpunkte (siehe Seite 81) sowie Hautfeuchte ertaste. Darauf folgt die Funktionsprüfung inklusive Ermittlung des Bewegungsausmaßes. Hier führe ich standardisierte Untersuchungsabläufe mit verschiedenen klinischen Tests durch und erfasse die aktuelle Beweglichkeit mit der Neutral-Null-Methode (siehe Seite 16).
Oft registrieren sowohl der Patient als auch der Arzt beim Durchbewegen der Halswirbelsäule ein Knirschen, das sich wie Sand hört. Diese auch als Krepitationen bezeichneten Knirschgeräusche im Genick und im Kopf deuten auf Knorpelabrieb und Gelenkverschleiß in der Halswirbelsäule hin, Knochen reibt sozusagen auf Knochen. Wenn ich diese Geräusche hören, erkläre ich dem Patienten, dass sein Körper sich durch das sandige Knirschen Gehör verschaffen möchte, um seinem Träger mitzuteilen, dass er mehr Bewegung im Hals-Nacken-Bereich braucht. Denn die Gelenke können nur durch eine trainierte Muskulatur entlastet werden – auch wenn sie noch so klein sind.

Nach der Untersuchung

Nach Abschluss der Untersuchung leite ich entweder eine weitere Diagnostik ein oder greife auf die mitgebrachten Untersuchungsbefunde zurück.
Ganz wichtig: Nicht jede Veränderung, die von der Norm abweicht, ist auch behandlungsbedürftig. Hierunter fallen zum Beispiel ein Schulterhoch- oder -tiefstand oder eine Seitabweichung der (Hals-)Wirbelsäule. Sich einzig und allein an solchen Merkmalen festzuhalten und sich darauf zu versteifen, ist erfahrungsgemäß keine gute Lösung.
Im Rahmen der körperlichen Untersuchung teile ich meinem Patienten jeden auffälligen Befund mit, denn für eine erfolgreiche Therapie muss er entsprechend meiner Manke-Methode (siehe Seite 48 f.) über seinen Körper Bescheid wissen. Nur wenn er die tatsächlichen Ursachen für seine Probleme kennt, kann er zielgerichtet und motiviert an deren Linderung (mit-)arbeiten.
Zusammen verschaffen wir uns einen Überblick über sinnhafte und sinnlose Therapiemöglichkeiten.

Karl

DER NACKENSCHMERZ BEI HERZINFARKT

Dass es nicht nur Geschichten zum Schmunzeln gibt, zeigt sich am Beispiel von Karl. Es war Wochenende und ich machte mit drei Freunden ein Radtour. Mal wieder den Ruhrtal-Radweg. Die Sonne schien und wir radelten flussabwärts. Wie es sich für eine solche Tour gehört, kehrten wir unterwegs in verschiedenen Lokalitäten ein.

In einem Biergarten hatten wir uns gerade hingesetzt, als ich ein älteres Paar bemerkte, bei dem die Frau ihren Mann umsorgte, und ihm ein kühlendes Tuch in den Nacken legte. Ich beobachtete die beiden weiter, da mir auffiel, dass der Mann in einem schlechten Allgemeinzustand war. Als ich das Gefühl hatte, dass sich die Situation nicht besserte, ging ich zu ihnen hinüber, stellte mich als Arzt vor und fragte nach dem augenscheinlich schlechten Befinden des Mannes. Die Frau sagte, dass ihr Mann Karl vor 15 Minuten über Nackenschmerzen geklagt hatte, die nun auch in den linken Arm ausstrahlen würden. Karl habe in den letzten Wochen immer wieder mal Nackenschmerzen gehabt, aber der Arzt habe lediglich „Verschleiß" diagnostiziert. Daher ginge es ihm jetzt wohl wegen der Anstrengung beim Radfahren und des warmen Wetters nicht gut.

Meine Nachfrage, ob die Nackenschmerzen schon immer mit Schmerzen im linken Arm verbunden gewesen wären, wurde verneint – und da war mir klar, dass es sich hier auch um einen akuten Herzinfarkt handeln könnte. Also flüsterte ich den Jungs schnell zu, sie sollten einen Rettungswagen verständigen, und wirkte beruhigend auf Karl ein, in dem Wissen, dass weitere Aufregung sogar tödlich für ihn enden könnte. Glücklicherweise kam der Notarzt schnell – und wie ich von der Ehefrau eine Woche später erfahren habe, hat ihr Mann den Infarkt gut überstanden.

Die Moral von dieser Geschichte ist: Hinter einem bekannten Nackenschmerz muss nicht immer das Gleiche stecken. Daher besser einmal zu viel abklären lassen als einmal – und damit vielleicht das letzte Mal – zu wenig.

VON DER SOHLE BIS ZUM SCHEITEL

Wenn wir über den Nacken sprechen, dürfen wir seinen Unterbau nicht außer Acht lassen. Schließlich ist unser Bewegungsapparat ein dynamisches System, das jederzeit auf Veränderungen im gesamten Körper reagiert – im Regelfall geschieht das unbewusst.

Die Füße – das Fundament unseres Körpers

Unser Körper ist von den Zehen bis hin zum Kopf von Muskelketten durchzogen. In diesem System hat jeder Muskel einen Gegenspieler und beide zusammen sorgen für eine Ausgewogenheit im jeweiligen Bereich. Verändert sich an einer Stelle etwas im Körper, kann sich dies auf sämtliche anderen Muskelketten auswirken. Da wir uns nie im absoluten Stillstand befinden, ist unser Muskelskelettsystem unablässig in Bewegung und sein Gleichgewicht ist daher stets labil.

Unsere Füße bilden die Basis für die gesamte Körperstatik. Bei einer angeborenen oder (was am häufigsten ist) erworbenen Fußdeformation, oder wenn wir das falsche Schuhwerk tragen (zu hart oder zu hoher Absatz) gerät die Mobilität und Statik des Köpers aus dem Lot – und der Körper muss dagegen regeln. Da unser Körper ein wahres Wunderwerk ist, macht er dies ganz automatisch. Doch dadurch werden verschiedene Bereiche übermäßig belastet.

Was falsche Schuhe bewirken können

Um die Statik wieder auszugleichen, wird das Becken verstärkt nach vorn gekippt und um das zu kompensieren, nimmt die Lendenwirbelsäule eine vermehrte Hohlkreuzstellung (Hyperlordose) ein. Damit das Gleichgewicht bewahrt wird, krümmen sich Brust (funktionelle Hyperkyphose) und Halswirbelsäule (funktionelle Hyperlordose). Hierdurch gerät die Wirbelsäule aus ihrer natürlichen Form und Strukturen wie Bänder, Bandscheiben, Gelenke und Muskeln werden stärker beansprucht, was im weiteren Verlauf zu Beschwerden führen kann. Wer also Nackenschmerzen hat, sollte sich seine Füße und sein Schuhwerk genauer anschauen. Dabei geht es nicht darum, nur in Ge-

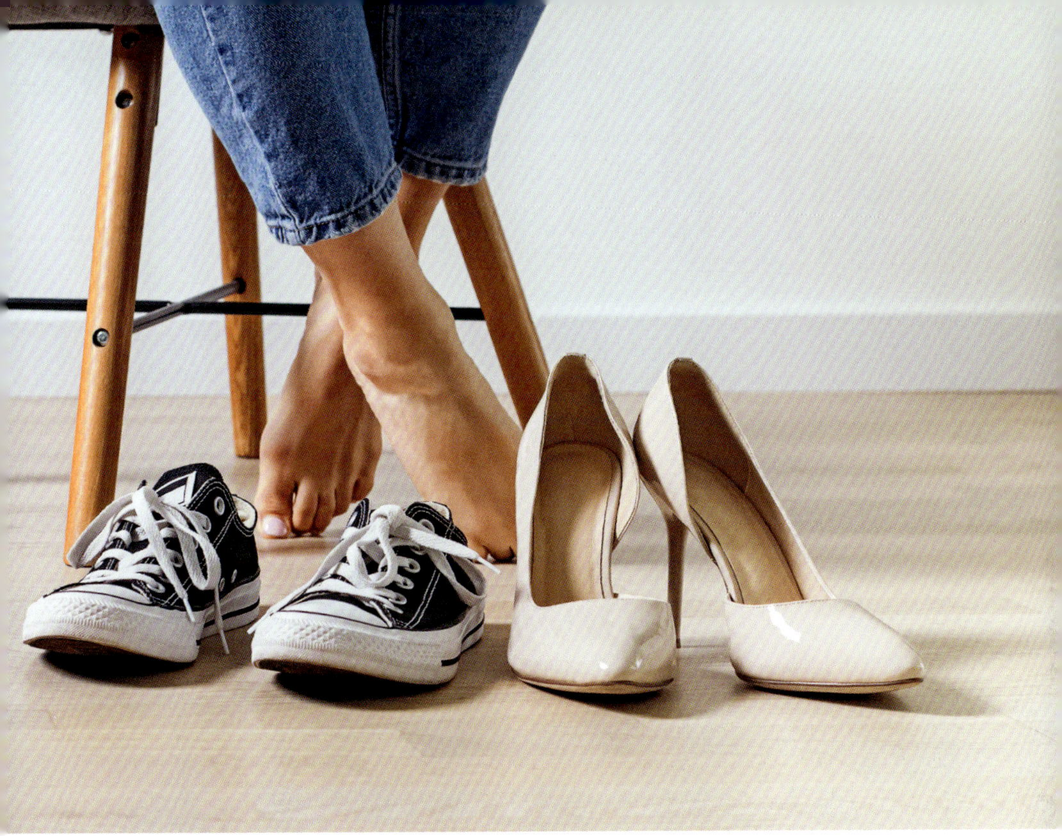

sundheitslatschen herumzulaufen. Auch als Orthopäde habe ich nichts gegen das Tragen von hochhackigen Schuhen. Aber es sollte nicht ständig geschehen, frei nach dem Motto „Die Dosis macht das Gift". Und wenn du häufiger Schuhe mit hohen Absätzen trägst, solltest du sicherheitshalber mal einen Arzt auf die Füße schauen lassen.

Zu vermeiden sind darüber hinaus Schuhe mit harten Sohlen und ein starkes Fersenlaufen. Denn hierbei wird die Stoßbelastung unmittelbar und ungebremst über die Beine in die Wirbelsäule übertragen. Auf Dauer kann dies zu Irritationen und Schäden führen – zu einem schnelleren Verschleiß der Bandscheiben und der kleinen Gelenke an der Wirbelsäule.

Füße brauchen Bewegung

In meiner Praxis stelle ich fest, dass Fußveränderungen immer früher auftreten, auch schon bei vielen Jugendlichen. Dies ist eine Folge unseres bewegungsarmen Alltags.

Gerade am Anfang könnte ein simples Fußmuskeltraining noch gut Abhilfe schaffen. Doch das geschieht nur selten. Dafür gibt es zwei Gründe: 1. Man ist zu bequem, am Abend zehn Minuten im Stehen aktive Übungen für seine Fußgesundheit zu machen. Und 2. wissen die wenigsten (Ärzte und Physiotherapeuten eingeschlossen), welche Übungen die richtigen sind.
Gegen Bequemlichkeit kann ich nicht viel machen, aber zu den Übungen kann ich einiges sagen. Vor allem gilt: Wer den Fuß nur dehnt, der verliert auf lange Sicht. Damit die Muskulatur das Fußgewölbe mit Längs- und Quergewölbe aufrecht halten kann, müssen die kurzen Muskeln unter dem Fuß gekräftigt werden. Im Kasten findest du eine kleine Übung dazu.
Dehnen hingegen schwächt die Füße – und führt sie langfristig ins Verderben. Dann bleibt mir als Orthopäden in den meisten Fällen nichts anderes übrig, als ein passives Hilfsmittel zu empfehlen, also eine individuelle orthopädische Schuheinlage, die das eigentliche Gewölbe passiv aufrichtet und wiederherstellt – und bis zum Lebensende getragen werden muss, wenn man nicht selbst aktiv werden möchte.

ÜBUNG FÜR STARKE FÜSSE

Stelle dich aufrecht hin, die Füße stehen flach auf den Boden. Nun ziehe die Füße zusammen, Fersen und Ballen bleiben auf dem Boden, die Zehen sollen sich nicht krallen. Du versuchst sozusagen, durch Anspannung der kleinen Muskeln unter dem Fuß die Fußsohle zu wölben. Hierbei darfst du keine Riesenbewegung erwarten, sondern wichtig ist der Impuls, durch den sich Längs- und Quergewölbe aufrichten.

Core – der muskuläre Körperkern

Neben den Füßen gibt es ein weiteres Fundament für unseren Körper: den muskulären Körperkern, der die sogenannte Core-Stabilität bildet. Dieser Kern ist die Basis für alle übergeordneten Bereiche. Somit ist die Grundvoraussetzung für einen starken und schmerzfreien Rücken inklusive Nacken eine trainierte Core-Muskulatur.
Der Core ist ein dreidimensionaler Raum mit muskulären Grenzen: Zwerchfell (oben), gerade, innere, äußere und schräge Bauchmuskeln (vorn und seitlich), Rückenmuskeln (entlang der Wirbelsäule), Gesäßmuskeln (hinten), sowie Beckenboden und Hüftgürtel (unten).

Diese muskulären Begrenzungen wirken ähnlich wie ein Korsett stabilisierend auf Rumpf und Wirbelsäule.

Wenn der Core schwächer wird

Leider kann der Core im Laufe eines Lebens durch verschiedene Einflüsse an Stabilität verlieren. Zum Beispiel:

- mangelnde Kräftigung der Core-Muskulatur durch zu wenig Bewegung im Alltag
- Elastizitätsverlust von Bändern mit zunehmendem Alter
- Übergewicht
- hormonelle Veränderungen (insbesondere bei Frauen im Rahmen einer Schwangerschaft oder in den Wechseljahren)

Der Nacken arbeitet anatomisch und funktionell eng mit den darunter liegenden Wirbelsäulenabschnitten zusammen, eben auch mit dem Core-Bereich. Daher darf man nicht den Fehler machen, sich beim Training einzig und allein auf den Nacken zu konzentrieren. Beim Übungsprogramm zur Behandlung von Nackenschmerzen trainieren wir daher auch unsere Core-Muskulatur (siehe Seite 134 f.).

Wie zu viele Kilos auf den Nacken wirken

Wenn wir zu viel Gewicht auf die Waage bringen, kann das unserem Nacken in zweifacher Hinsicht schaden. Es kann nämlich – wie unsere Füße – einen direkten Einfluss auf unsere Körperstatik nehmen. Wer mehr wiegt, neigt zur Ausbildung eines Wohlstandbauches. Der Träger dieser „Plauze" geht im Bereich der Lendenwirbelsäule meist unbewusst ins Hohlkreuz, um den Körper im Gleichgewicht zu halten. Und wie wir wissen, reagieren Brust- und Halswirbelsäule kompensatorisch, was wiederum die Strukturen im Nackenbereich zusätzlich belastet.

Bewegungsausgleich hilft immer

Abhilfe kann hier ein entsprechendes Bewegungsprogramm mit dem richtigen Bewegungsausgleich schaffen. Deswegen bin ich kein Orthopäde, der immer ein Idealgewicht ausruft, ich weiß, dass auch bei Übergewicht Schmerzfreiheit möglich ist. Doch leider bewegen sich Übergewichtige in der Regel noch weniger als der Durchschnitt. In Kombination mit zu langem Sitzen, Fehlhaltungen und Bewegungsmangel kommt dann das eine zum anderen, und ein sich selbst verstärkender Effekt entsteht. Als erfahrener Arzt und Mann mittleren (nun gut, mittlerweile fortgeschrittenen) Alters bin ich mir im Klaren darüber, dass mit zunehmendem Alter das Abnehmen immer schwerer fällt. Dennoch sollte man sich und seine Ansprüche zu keinem Zeitpunkt aufgeben, und – wenn auch nur in kleinen Schritten – am Erfolg arbeiten.

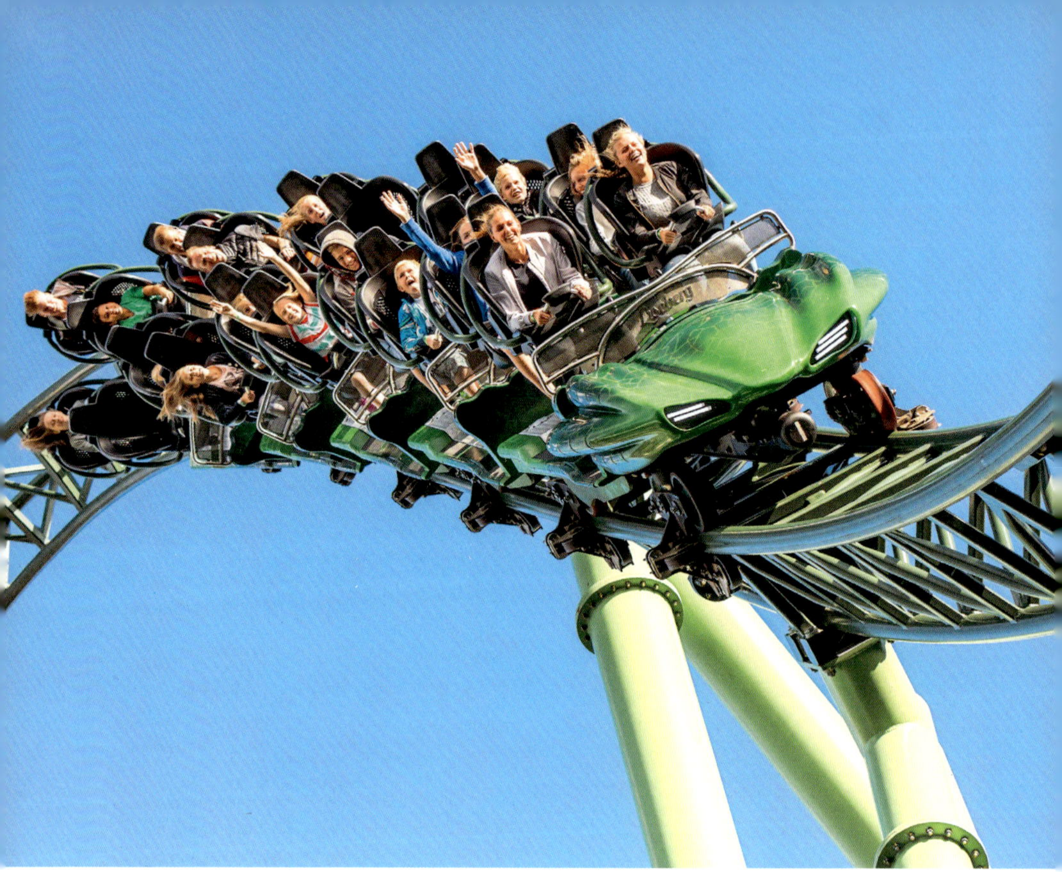

Heftige Bewegungen schaden dem Nacken

Bewegung tut unserem Nacken gut. Aber übermäßige, ungewohnte und plötzliche Belastungen schaden ihm. Daran denken wir natürlich nicht, wenn wir auf der Kirmes in das neue rasante Fahrgeschäft steigen. Im Sitz mittels Schulterbügel fixiert, warten wir auf den Höllenritt – und nach Beendigung der Fahrt freuen wir uns, dass wir alles gut überstanden haben. Diese Freude hält oft jedoch nur wenige Stunden an, bis sich der Nacken mit Beschwerden meldet. Und auch dann wird den meisten nicht bewusst, welch immense Kraftanstrengung es gekostet hat, dass der Kopf während der wilden Fahrt möglichst nicht hin- und herschleudert. Oder man hat im Adrenalinrausch überhaupt nicht bemerkt, dass der Kopf wie eine Flipperkugel zu allen Seiten getickt ist. Denk daran, bevor du das nächste Mal in die Achterbahn steigst.

Das Schleudertrauma

Das, was auf der Kirmes passiert, ist der gleiche Ablauf wie beim sogenannten Schleudertrauma. Dieses kann entstehen, wenn plötzlich eine starke Gewalt auf die Halswirbelsäule von hinten oder – seltener – von vorn oder der Seite einwirkt. Der Kopf wird zunächst ruckartig von vorne nach hinten oder umgekehrt bzw. seitwärts bewegt und nach dem Aufprall erneut ruckartig in die entgegengesetzte Richtung geschleudert. Durch die unvorhergesehene Krafteinwirkung werden die Weichteile an der Halswirbelsäule bzw. im Nackenbereich über das normale Maß belastet: In der Folge verspannt sich die Hals- und Nackenmuskulatur, der Betroffene beklagt einen „steifen Hals". In schweren Fällen kann es zu Zerrungen und Einrissen der Bänder oder zu Verletzungen der Bandscheiben kommen, jedoch muss hierfür eine sehr starke Belastung vorliegen.

Was kann ein Schleudertrauma auslösen?

Ursache für ein Schleudertrauma ist meist ein Auffahrunfall im Straßenverkehr. Weitere mögliche Ursachen sind Sportunfälle (vor allem bei Kontaktsportarten wie Boxen, Karate oder Ringen) oder sogenannte Vergnügungsunfälle wie eben beim Achterbahnfahren oder auch im Autoscooter. Ja, du hast richtig gelesen: Die Autoscooter erreichen Geschwindigkeiten von bis zu 10 Stundenkilometer, bei einem gezielten Frontalzusammenstoß sind das 20 Stundenkilometer Tempounterschied. Das kann schon ausreichen, um danach mehrere Tage mit Nackenschmerzen herumzulaufen. Daher sollten Eltern die Altersbeschränkungen auf der Kirmes beherzigen, diese haben durchaus ihre Berechtigung. Schließlich haben Kinder im Gegensatz zu Jugendlichen und Erwachsenen schwächere Hals- und Nackenmuskeln und erkennen seltener drohende Zusammenstöße beim Autoscooterfahren. Dementsprechend spannen die Kleinen ihre Muskeln häufig nicht rechtzeitig an, wodurch ihre Köpfe ungedämpft hin und her geschleudert

SCHLEUDER-TRAUMA VERMEIDEN

Du kannst mit einfachen Maßnahmen verhindern, dass es zu einem Schleudertrauma kommt. Dafür musst du nur deinen Nacken trainieren, entsprechende Fahrgeschäfte vermeiden und die Kopfstütze im Auto auf die Höhe des Hinterkopfs einstellen.

werden. Und schließlich soll ein Kirmesbesuch ja Spaß machen und nicht tagelange Beschwerden verursachen.

Symptome für ein Schleudertrauma

Typische Symptome wie Schmerzen in der Nackenpartie treten innerhalb weniger Stunden bis Tage nach dem Unfallgeschehen als Folge von Muskelzerrungen und Gewebeschwellungen auf und führen zu Bewegungseinschränkungen. Nicht selten klagen Betroffene über Schmerzen und ein Schweregefühl im Kopfbereich. Gelegentlich wird auch von Schwindel, Schluckstörungen, Seh- oder Schlafstörungen, Ohrgeräuschen (Tinnitus) oder Taubheitsgefühlen im Bereich des Gesichts, der Schultern oder der Arme berichtet.

Ab welcher Geschwindigkeit entsteht ein Schleudertrauma?

Die Symptome sind in der Regel abhängig von der sogenannten Differenzgeschwindigkeit bei einem Unfall, also von dem Tempounterschied, der entsteht. Im Normalfall gilt eine Differenzgeschwindigkeit von 10 Stundenkilometern oder leicht darüber als „Harmlosigkeitsgrenze" hinsichtlich des Verletzungsrisikos für die Halswirbelsäule. Beim Beispiel des Autoscooters liegen wir deutlich über diesem Wert.

Welche Rolle spielt die Psyche?

Doch allein die Differenzgeschwindigkeit ist nicht entscheidend. Die schlimmste Komplikation ist meiner Ansicht nach die psychogene Fixierung der Krankheitszeichen. Allein die Bezeichnung „Schleudertrauma" erweckt bei manchen Patienten den Eindruck, dass die Verletzung an der Halswirbelsäule weitaus schwerer ist, als sie tatsächlich einzuordnen ist. Aus Angst vor Verschlimmerung und permanenter Anspannung bleiben Kopf- und Nackenschmerzen dann lange bestehen, auch wenn es dafür keinen körperlichen Grund gibt.
Wurde der Unfall durch Fremdverschulden verursacht, kann dies verstärkend wirken, da die Betroffenen oft das Gefühl haben, ausgeliefert zu sein, und das Geschehen nicht richtig verarbeiten können. Es ist also wichtig zu wissen, dass sich die Folgen eines Schleudertraumas in den allermeisten Fällen gut konservativ behandeln lassen und dass sich kein chronisches Leiden einstellen wird. Das Schleudertrauma hat eine sehr gute Prognose.

Ralph

DER RENNFAHRER-NACKEN

Ich kenne nicht viele Männer, die härter sind als Ralph. Als Inhaber eines Gas-Wasser-Heizungs-Betriebes ist er derjenige in seiner Firma, der die meisten Heizkörper bis in die oberste Etage tragen kann. Wobei man ihm das aufgrund seiner drahtigen Figur gar nicht zutraut. Kennengelernt habe ich ihn als Patient, heute ist er einer meiner besten Freunde. Und da er alles, was mit Sanitär zu tun hat, in mein Haus eingebaut hat, weiß ich, wie körperlich belastbar er ist.

Aber an seinem Junggesellenabschied musste ich feststellen, dass auch sein Körper gewisse Grenzen hat, die dann beim Kartfahren überschritten wurden. Die ganze Gesellschaft inklusive meiner Person lieferte sich auf der Kartbahn ein spannendes 60-minütiges Rennen, bei dem natürlich keiner dem anderen was geschenkt hat. Aufgrund meines Körpergewichts und da es keinen Gewichtsausgleich zwischen den Fahrern gab, war mir von Anfang an klar, dass ich keine Chance hatte, zu gewinnen. Was mir aber nicht bewusst war: Ich war einer der wenigen, die zwei Tage später nicht unter Nackenschmerzen litten. Denn während ich regelmäßig mit wenig Aufwand meinen Nacken stärke, hatten die anderen „harten" Jungs – darunter auch Ralph – Schmerzen und Verspannungen.

Die Fliehkräfte auf der Kartbahn sind vergleichbar mit denen einer Achterbahnfahrt. Und da der Kopf ja nicht andauernd gegen den Sitz der Karts prallen soll, muss der Fahrer viel Gegenkraft aufbringen. Das kann die Muskeln so überbeanspruchen, dass sie in der Folge schmerzhaft verspannen.

Bei Ralph und allen anderen, die es getroffen hatte, konnten wir die Schmerzen glücklicherweise mittels entsprechender Maßnahmen wie Wärme und Dehnen lindern. So konnten wir es bei der Hochzeit eine Woche später krachen lassen. Übrigens trainieren jetzt alle wie die richtigen Rennfahrer-Profis mit den elastischen Gummibändern (siehe Seite 116 ff.), um nach dem nächsten Rennen nicht wieder jammern zu müssen.

DEN NACKEN GUT BEHANDELN

Nackenschmerzen können vermieden werden, dabei helfen ein ergonomischer Arbeitsplatz und ein erholsamer Schlaf. Wenn der Nacken jedoch bereits schmerzt, gilt es, die richtige Behandlung zu finden.

WIE MAN SICH BETTET ...

Im Durchschnitt verbringen wir acht Stunden pro Tag im Bett, das ist ein Drittel unseres Lebens. Da liegt es nah, dafür zu sorgen, dass wir darin bequem und vor allem nackenfreundlich liegen.

Entspannen im Schlaf

Im Bett sollten wir entspannt liegen und schlafen. Der Körper braucht diesen Schlaf, denn in dieser Zeit laufen viele Erneuerungsprozesse ab. Die Körperzellen regenerieren sich und auch der Muskelaufbau wird gefördert. Studien deuten darauf hin, dass die Muskelmasse bei Menschen, die maximal fünfeinhalb Stunden pro Nacht schlafen, signifikant stärker abnimmt als bei Menschen mit genügend, also im Schnitt acht Stunden Schlaf.

Dennoch dient Schlaf der Entspannung der Muskulatur. Deine Muskeln sind den ganz Tag angespannt, ob du dich bewegst oder ob du am Schreibtisch sitzt. So soll es auch sein, aber gerade das macht den Ausgleich während des Schlafens so enorm wichtig für den Körper. So bezeichne ich gerne guten Schlaf als wertvollste Phase der Erholung für deine Muskulatur.

Du solltest also zum einen genug schlafen und zum anderen dafür sorgen, dass die Bedingungen für einen erholsamen Schlaf gegeben sind.

Das richtige Equipment ist entscheidend

Wir Menschen sind einfach gestrickt und möchten mit möglichst wenig Aufwand maximalen Erfolg erzielen. Im Kapitel über die Möglichkeiten, Nackenbeschwerden zu behandeln, wirst du sehen, dass es eine Vielzahl von passiven Hilfsmitteln gibt, die eine schnelle Linderung ohne Anstrengung versprechen (siehe Seite 86 ff.). Diese wirken in der Regel jedoch nur mäßig bis überhaupt nicht. Die einzigen passiven Hilfsmittel, die ich empfehlen kann, sind eine gute Matratze und ein für dich passendes Kopfkissen.

Denn wenn du nicht gut schlafen kannst und dazu noch unergonomisch auf einer suboptimalen Matratze oder dem „falschen" Kopfkissen liegst, dann wirst du dich im Schlaf nicht erholen. Zwar bewegen wir uns im Schlaf – doch wenn wir die Phasen der Bewegungslosigkeit in einer ungünstigen Schlafposition verbringen, kann dies zu Verspannungen führen. Ein guter, erholsamer Schlaf ist abhängig von der richtigen

Ausstattung. Wie diese aussieht, richtet sich nach deinem Körperbau und deiner Schlafposition. Oft werde ich von meinen Nackenschmerzpatienten nach der optimalen Matratze oder dem besten Kopfkissen gefragt. Darauf gibt es leider keine einfache Antwort. Insbesondere die Wahl der Matratze ist ungefähr so individuell wie der Mensch, der auf ihr zu liegen kommt.

Die Schlafposition

Um die richtige Matratze für dich zu finden, musst du dich zunächst einmal damit befassen, wie du schläfst. Fangen wir mit der Schlafposition an.

- Für Seitenschläfer gilt: Das ist an sich eine gute Schlafposition, doch es ist darauf zu achten, dass die Wirbelsäule beim Liegen immer eine Gerade bildet. Wenn keine ausreichende

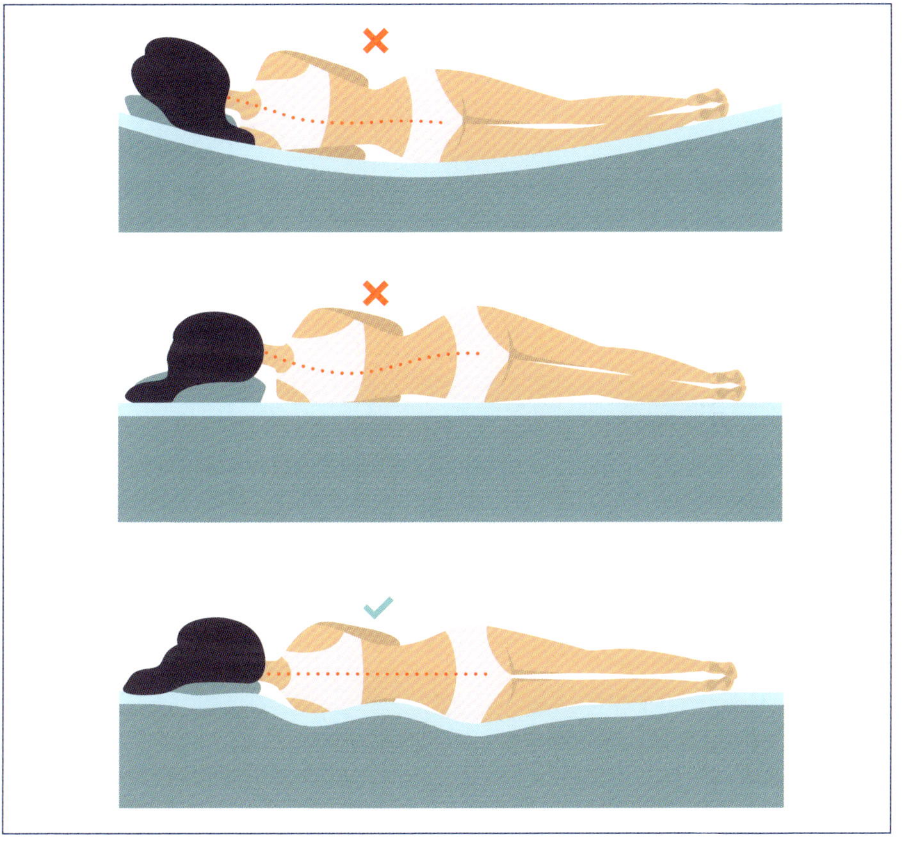

Unterstützung vorhanden ist, dann sinkt man zu sehr ein und die Wirbelsäule liegt eher schief. Ist die Matratze hingegen zu fest, kann sie sich nicht an den Körper anpassen, und die Wirbelsäule ist leicht geknickt. Im schlimmsten Fall kann dies über einen längeren Zeitraum zu einem muskulären Ungleichgewicht führen und somit zu einer ungünstigen Ausrichtung der (Hals-)Wirbelsäule. Und wie wir bereits wissen, ist ein solches Ungleichgewicht ein entscheidender Risikofaktor für unspezifische Nackenschmerzen. Dazu kommt, dass in dieser Position meist nicht nur der Kopf auf dem Kopfkissen ruht, sondern auch die Schultern darauf liegen.

- Das Schlafen auf dem Rücken ist ergonomisch betrachtet eine sehr gute Position. Aber auch hier besteht die Gefahr, dass der Oberkörper oder

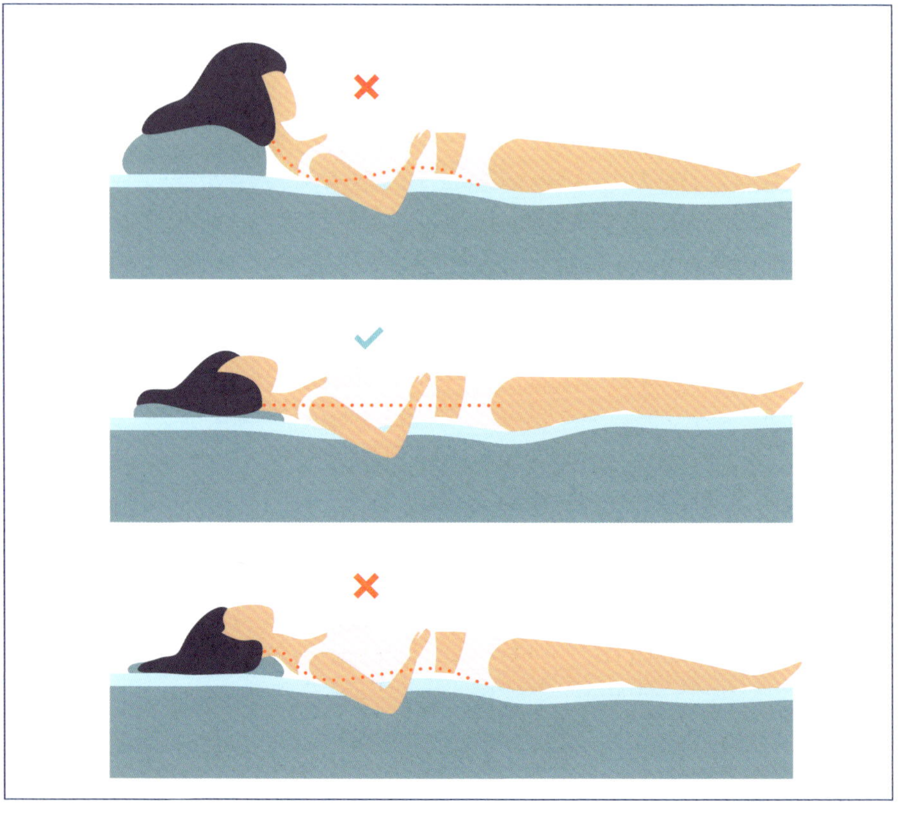

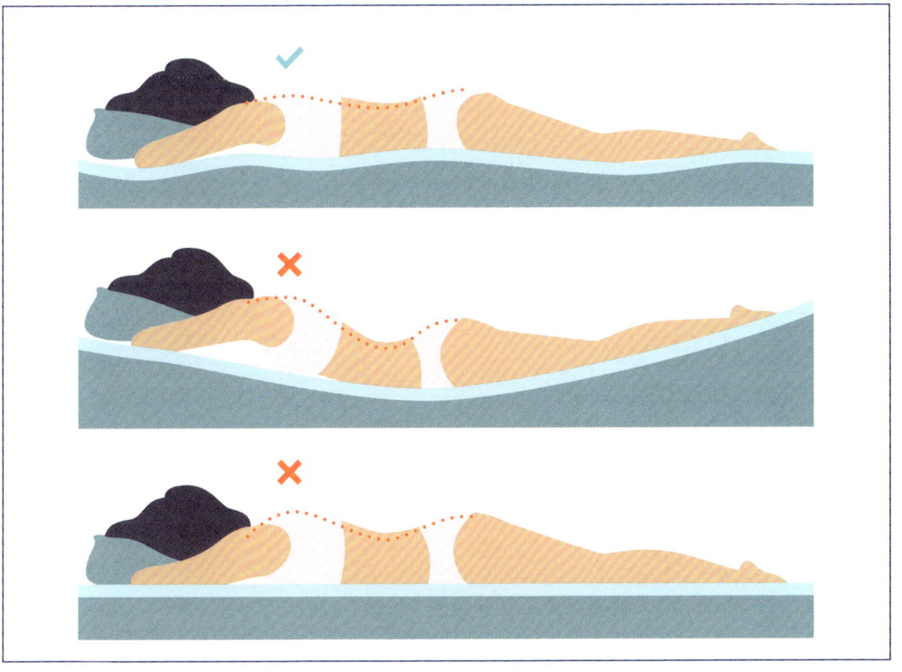

die Beine verdreht liegen und somit der Verlauf der Wirbelsäule aus dem Lot gerät. In Kombination mit einer falschen Matratze kann bei Rückenschläfern ein unangenehmer Druck auf Schultern- und Hüftbereich entstehen. Wenn die Matratze nicht optimal zum eigenen Körper passt, dann können Bereiche wie Schultern und Gesäß entweder zu tief oder nicht tief genug in die Matratze einsinken. Hierdurch kann die natürliche S-Form der Wirbelsäule überdehnt oder gestaucht werden – die Wirbelsäule wird also dauerhaft belastet.

Für alle Bauchschläfer unter uns habe ich leider schlechte Nachrichten: Ergonomisch betrachtet ist das eine ungünstige Schlafposition, bei der die Halswirbelsäule tendenziell überstreckt wird – und gleichzeitig zur Seite gedreht werden muss, damit man gut atmen kann. Dadurch wird insbesondere die Halswirbelsäule belastet. Wer auf dem Bauch schläft, sollte daher bei der Wahl von Matratze, Kopfkissen und Lattenrost besonders umsichtig sein. Die Bauchlage ist übrigens die seltenste Schlafposition, nur rund 13 Prozent schlafen auf dem Bauch ein.

Empfehlungen für den Matratzenkauf

Es gibt nicht DIE beste Matratze für alle. Es gibt lediglich die für dich optimale Matratze, die deinen individuellen Bedürfnissen gerecht wird. Diese ergeben sich aus deiner Statur, deiner Größe und deinem Gewicht sowie deiner bevorzugten Schlafposition. Daher kann ich kann ich dir hier nur ein paar allgemeine Empfehlungen für die Auswahl deiner Matratze geben.

Allgemein sollten Matratzen immer mindestens 20 Zentimeter länger als die Körpergröße sein und die Breite pro Person sollte 90 Zentimeter betragen.

Du kannst dich an den Härtegraden orientieren, allerdings ist dieses System in Deutschland nicht genormt. Was also bei dem einen Hersteller Härtegrad 2 ist, kann bei einem anderen Hersteller Härtegrad 4 sein.

Mit einem Topper, das ist eine etwas dickere Matratzenauflage, kann man den Härtegrad der Matratze verändern, man kann sie allerdings nur weicher machen, nicht härter.

Letztlich hilft nur ausprobieren, daher empfehle ich immer: testen statt lesen! Bei vielen Anbietern gibt es die Möglichkeit, eine Matratze zu Hause ein paar Tage zu testen. So kannst du in aller Ruhe entscheiden, ob sie die richtige für dich ist. Nimm dir die Zeit – schließlich wirst du auf der Matratze ein paar Jahre deines Lebens verbringen.

Die HEIA-Klassifikation

Hilfreich kann die sogenannte HEIA-Klassifikation sein, bei der unterschiedliche Körperformen beschrieben und kategorisiert werden.

- Der H-Typ hat eine große, schwere und kompakte Statur. Meistens sind das Männer mit mehr Bauch- und Brustumfang, breiten Schultern und eher schmalem Becken.
- Beim E-Typ handelt es sich auch meist um männliche, eher große Menschen mit schlanker bis normaler Statur, bei denen Schultern, Bauch und Becken gleich breit sind.
- Der I-Typ ist ein kleinerer, leichter Mensch – meistens sind es Frauen – mit relativ gleichförmiger, schlanker Statur, wobei Bauch und Po nicht sehr kräftig ausfallen.
- Beim A-Typen handelt es sich ebenfalls meist um Frauen – mit eher schmalem Oberkörper, schlanker Taille und breiteren Hüften. Grundsätzlich ist bei ihnen die untere Hälfte des Körpers stärker ausgeprägt als die obere.

Natürlich passen wir nicht alle zu hundert Prozent in eine Kategorie, ordne dich einfach dem Typen zu, der dir am nächsten kommt. Jede dieser Körperformen braucht eine andere Art von Unterstützung durch die Matratze.

Für I-Typen und A-Typen ist die Auswahl der Matratze oft einfacher, da sie durch ihr eher geringes Gewicht nicht so sehr

Jana

VERRENKTER NACKEN

Es gibt sie immer wieder, die Patienten, die regelmäßig meine Praxis aufsuchen (müssen). Zu ihnen gehörte auch Jana, eine 48-jährige Mutter zweier Kinder, die immer wieder mal über Nackenschmerzen nach dem Aufwachen klagte.

Mit der Aussage „Ich hab' mir mal wieder die Halswirbelsäule verrenkt" stellte sie sich etwa alle drei Monate in meiner Praxis vor. Abends ging sie schmerzfrei ins Bett – und am nächsten Morgen wachte sie mit Schmerzen und Bewegungseinschränkung im Nackenbereich auf. Außerdem klagte Jana oft über eine dumpfe Schmerzausstrahlung in den Nacken- und Oberarm, manchmal sogar bis in die Hand. Bei der Untersuchung fand ich in der Regel eine mäßig eingeschränkte Beweglichkeit im Halswirbelsäulenbereich. Sobald ich eine Nervenwurzelreizung ausgeschlossen hatte, behandelte ich sie chirotherapeutisch. Dabei renkte ich im Regelfall die obere Brustwirbelsäule und manchmal auch die Halswirbelsäule ein.

Die Ursache für Janas Beschwerden lagen auf der Hand und ich versuchte, sie ihr zu verdeutlichen. Es gab zwei Möglichkeiten: Entweder stellt sie in der Nacht „schlimme" Dinge an und belastet ihren Körper dadurch zu sehr – oder sie macht im Alltag zu wenig für ihre Nackenmuskulatur. Wenn dann im Schlaf die Muskulatur erschlafft, können sich die kleinen Wirbelgelenke verschieben. Da sie ersteres immer glaubhaft verneinte, musste die zweite Antwort stimmen.

Jana ist eine sportliche Frau und bewegt sich viel, sei es beim Inlinern oder beim Radfahren, aber sie machte keine gezielten Nackenübungen zur Kräftigung. Und auch das Training der Körpermitte, das gerade bei Frau mittleren Alters mit mindestens einer Schwangerschaft erforderlich ist, vernachlässigte sie. Also entwickelte ich zusammen mit ihr ein individuelles Behandlungskonzept mit Elementen, die auch in diesem Buch vorkommen, sodass sie Körpermitte und Nacken erfolgreich kräftigen konnte.

Es hat funktioniert – allerdings darf ich sie jetzt nur noch selten als meine Patientin begrüßen.

einsinken und viele Matratzen ihrer Stützfunktion leichter nachkommen können. Die Matratze muss nicht sehr fest sein, sollte aber im Bereich der Taille genügend Halt bieten. Hingegen ist es gerade für die H-Typen und E-Typen wichtig, dass die Matratze eher fest ist, sich trotzdem dem Körper gut anpasst und beispielweise in der Seitenlage im Schulter- und Beckenbereich genügend, aber auch nicht zu viel nachgibt. Denn erst dann ist die Wirbelsäule optimal gerade ausgerichtet.

Das richtige Kopfkissen wählen

Neben der Matratze ist das Kopfkissen sehr wichtig für eine nackenfreundliche Schlafposition. Grundsätzlich gilt, dass nur Kopf und Nacken auf dem Kissen liegen, die Schulter sinken in die Matratze ein. Dafür sind schmale Kissen (40 x 80 Zentimeter) gut geeignet.

- Bauchschläfer brauchen nicht unbedingt ein Kissen, denn dann besteht die Gefahr, dass der Kopf zu stark angehoben wird. Hier also am besten ein sehr flaches Kissen nehmen – oder gänzlich darauf verzichten.
- Auch Rückenschläfer können auf ein Kopfkissen verzichten oder sollten ein flaches Kissen wählen.
- Für Seitenschläfer ist es hingegen wichtig, dass Hals- und Brustwirbelsäule in einer Geraden ausgerichtet sind. Das Kissen sollte also nur den Kopf stützen.

Die klassischen quadratischen Kopfkissen (80 x 80 Zentimeter) waren früher weit verbreitet, auch ich bin damit groß geworden. Sie sind allerdings keine richtigen Kopfkissen, sondern eher „Kopf-Hals-Brustwirbelsäule-Schulter-Kissen". Ich habe ein solches Kissen über Jahre genutzt, da ich es nicht anders kannte. Erst als ich Rücken- und Nackenschmerzen bekam, machte ich mir Gedanken über die Ergometrie dieses „Hilfsmittels" und musste erkennen, dass das, was schon immer so war, nicht unbedingt immer das Beste ist. Mittlerweile nutze und empfehle ich ein sogenanntes Seitenschläferkissen, das eine optimale Unterstützung für die Wirbelsäule – insbesondere die Halswirbelsäule – bietet.

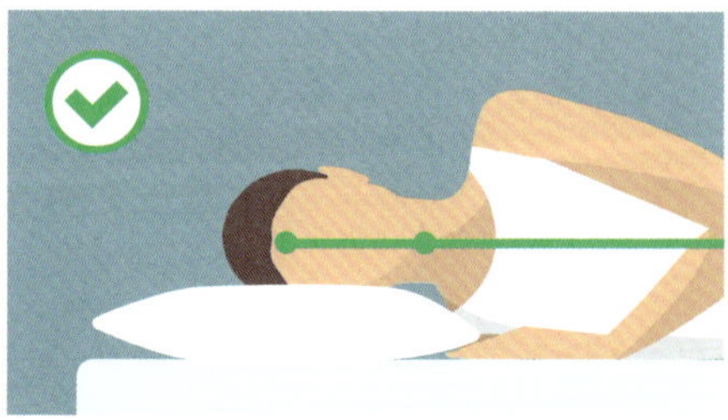

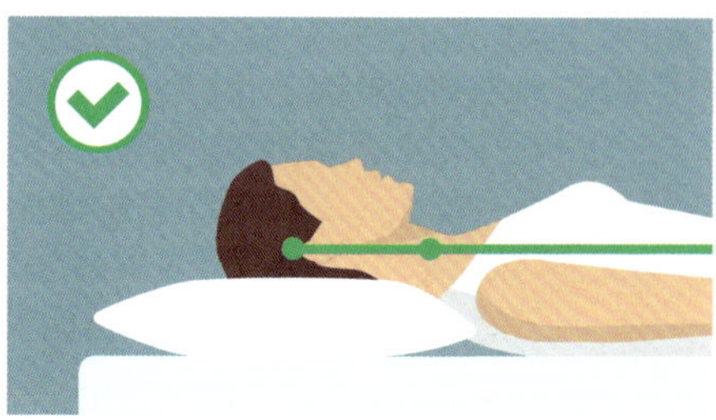

ERGONOMIE AM ARBEITSPLATZ

Wie möchten alle nur das Beste für uns selbst – aber am Büroarbeitsplatz schrauben wir diesen Wunsch oft zurück oder berücksichtigen ihn erst gar nicht. Dabei darf man auch hier nicht aus den Augen verlieren, dass wir einen sehr großen Teil unseres Lebens bei der Arbeit verbringen.

Den Arbeitsplatz ergonomisch einrichten

Ob du im Homeoffice arbeitest oder am Firmenschreibtisch: Die Haltungsergonomie ist entscheidend für deine Nacken- bzw. Rückengesundheit. Und wo, wenn nicht hier passt der Begriff Ergonomie (griech. *ergon* = Arbeit; *nomos* = Regel, Gesetz): die Wissenschaft von der Gesetzmäßigkeit menschlicher bzw. automatisierter Arbeit.

Ziel der Ergonomie ist es, die Arbeit an den Menschen anzupassen, also die Arbeitsbedingungen, den Arbeitsablauf, die Arbeitsmittel und die Arbeitsumgebung so zu optimieren, dass das Arbeitsergebnis möglichst gut ausfällt und dabei die arbeitenden Menschen möglichst wenig ermüden oder gar geschädigt werden – auch wenn sie viele Jahre lang arbeiten.

In meinen Augen verlangt das Arbeiten aber auch Haltungsdisziplin. Und dafür muss jeder selbst sorgen. Leider erfüllt so manch einer diesen Anspruch nicht und sitzt so am Schreibtisch, wie auf der Abbildung auf Seite 72 zu sehen ist.

Abwechslung ist das A und O

Die auf der Abbildung dargestellte Sitzposition führt nicht nur zu Nackenschmerzen, sondern kann unter anderem Probleme an Hand- und Ellbogengelenken verursachen. Schlimmer als diese Haltung ist nur noch die Monotonie des Sitzens. Daher verrate ich bereits an dieser Stelle die wichtigste Regel für einen ergonomischen Arbeitsplatz: Abwechslung!

Wer seinem Körper etwas Gutes tun möchte, der wechselt wann immer möglich seine Position: mal stehen – mal sitzen – alles im unregelmäßigen Wechsel. Auch wenn der Chef es vielleicht nicht gerne sieht und die Haltung unergonomisch erscheint: Leg die Beine mal auf den Schreibtisch oder stütze den Kopf mit den Händen auf dem Tisch ab oder

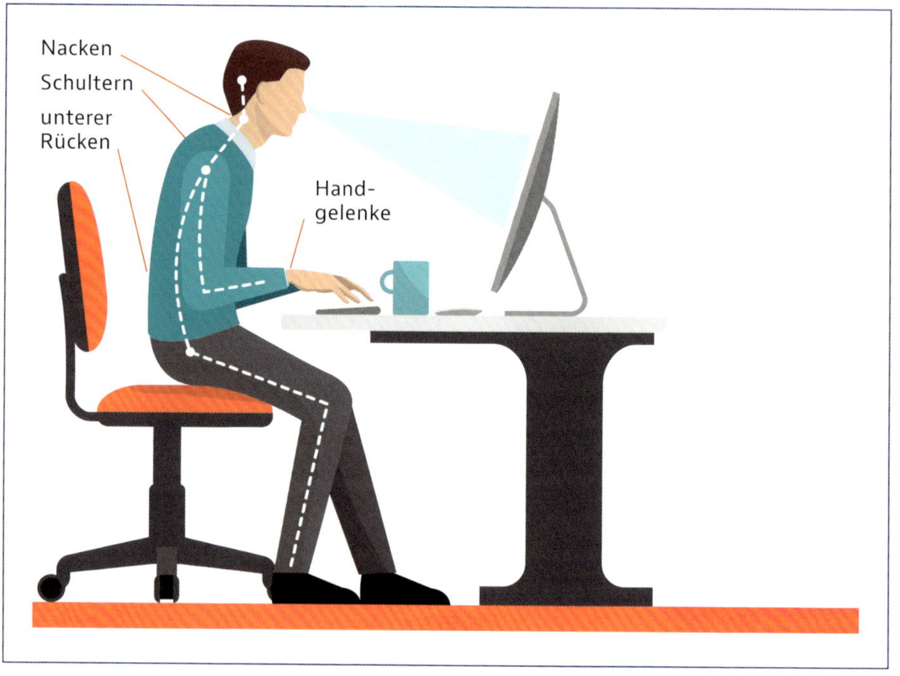

lass den Bürostuhl nach hinten kippen und fläze dich darin. Hauptsache, der Körper kommt aus seiner Bewegungsroutine raus. Zwischendurch kommst du immer wieder zur optimalen ergonomischen Sitz- bzw. Haltungsposition (siehe Seite 75) zurück, in der ein entspanntes, effektives, gesundes und nicht ermüdendes Arbeiten möglich ist.

Häufige Fehler beim Sitzen am Schreibtisch

Es gibt ein paar typische Fehler beim Sitzen am Schreibtisch, die sich im Homeoffice noch verstärken.

Der Tisch ist zu hoch

Der Standardschreibtisch hat eine feste Höhe von 72 Zentimetern. Das passt gut bis zu einer Körpergröße von 1,72 Metern, ist der Mensch größer, wird eine Tischhöhe von 76 Zentimetern und mehr empfohlen.

Ein Esszimmertisch ist standardmäßig etwa 76 Zentimeter hoch – was für kleinere Personen ergonomisch suboptimal ist, da sie die Schultern hochziehen müssen, um die Arme auf dem Tisch ablegen zu können. Alternativ kann man sich nach vorn gelehnt auf dem Tisch abstützen oder sich nach hinten lehnen, wobei die Arme lang gestreckt auf dem Tisch liegen. Dann ist der Nacken entspannt, aber der untere Bereich des Rückens überlastet.

Arbeiten am Laptop

Aus gutem Grund sind nach der Arbeitsstättenverordnung tragbare Bildschirmgeräte wie Notebooks oder Laptops an ständigen Bildschirmarbeitsplätzen grundsätzlich nicht zulässig. Diese haben in der Regel einen kleineren Bildschirm als stationäre Geräte, der zudem unmittelbar an der Tastatur befestigt ist. Dadurch ergeben sich zwei Besonderheiten, die zu gesundheitlichen Belastungen führen können: Die Buchstaben sind kleiner und damit schlechter erkennbar als an einem Rechner mit normal großem Bildschirm.

DEN LAPTOP ERWEITERN

Wenn ein Notebook oder Laptop dein Arbeitsmittel ist, solltest du unbedingt einen zusätzlichen Monitor, eine externe Tastatur sowie eine separate Computermaus (am besten eine Vertikalmaus) anschließen.

Es kann zur Ermüdung oder zu Kopfschmerzen kommen. Darüber hinaus liegt der Bildschirm tiefer als bei einem stationären Rechner und die Tastatur kann nicht geneigt werden. Somit bleibt dem Benutzer nichts anderes übrig, als in der typischen „Geierhals-Haltung" zu arbeiten, die zu einem muskulären Ungleichgewicht und damit zu Nacken- oder Rückenschmerzen führen kann.

Der Stuhl passt nicht

Ob der ausgeliehene Schreibtischstuhl vom Kind, der übriggebliebene Bürostuhl aus den 90er-Jahren oder der bequeme Esszimmerstuhl – nichts davon ist fit fürs moderne Homeoffice. Insbesondere der Esszimmerstuhl ist gut zum Herumlümmeln, aber die entspannte Sitzposition, die wir hier einnehmen, erschwert das Aufrichten der Lendenwirbelsäule. Und da uns diese Mehrarbeit nicht liegt, sacken wir wie ein Häufchen Elend in uns zusammen.

Richtig sitzen – so geht's

Dabei ist der Weg zur richtigen Einstellung unseres Arbeitsplatzes so einfach. Du musst dich nur an der Grund- bzw. Neutralposition beim Sitzen und Stehen orientieren: Hierbei sitzt du so aufrecht, dass Ohren, Schultern, Ellbogen und Becken auf einer Geraden liegen. Wenn du stehst, liegen Knie- und Sprunggelenk ebenfalls auf dieser gedachten Linie. Ich empfehle dir, deine Position

JEDE BEWEGUNG ZÄHLT

Mache Ausgleichsübungen am Arbeitsplatz (siehe Seite 105), bewege dich in den Arbeitspausen, drehe zum Beispiel eine Runde um den Block. Und sei in deiner Freizeit täglich mindestens 20 bis 30 Minuten aktiv.

vor einem Spiegel zu überprüfen. Oder du nimmst einfach mal eine Selfie-Video auf und schaust, ob auch du mit der Zeit zusammensackst.

Den Arbeitsplatz einrichten

Auf der Basis der Grundposition kannst du deinen Arbeitsplatz ausrichten.
Als Erstes wird die Sitzhöhe festgelegt: Deine Füße stehen flächig auf dem Boden, wobei sich die Unterschenkel im 90-Grad-Winkel dazu befinden, der Winkel im Kniegelenk beträgt ebenfalls 90 Grad. Die Oberschenkel fallen minimal in Richtung Kniegelenk ab.
Darauf folgt die Bestimmung der Tischhöhe: Deine gesamte Wirbelsäule steht im Lot und damit aufrecht. Die Oberarme hängen bei entspannten Schultern nach unten, während die Unterarme im Ellbogengelenk um 90 Grad gebeugt sind. Die optimale Schreibtischhöhe ist gefunden, wenn deine Arme entspannt auf der Tischplatte aufliegen.
Jetzt kommt die Lagebestimmung von Tastatur und Computermaus: Rutsche mit dem Stuhl an den Tisch heran, bis die gesamte Hand sowie eine Handlänge vom Unterarm aufliegt. Der Ellbogen ist um 90 Grad gebeugt. Die Lage der Hände markiert den mittleren Teil der Tastatur sowie den Platz der Computermaus. Lass dich nicht davon irritieren, dass du recht nah am Tisch sitzt – nur so bleibt der Körper aufrecht im Lot.
Zur Bestimmung der Bildschirmhöhe sitzt du aufrecht und bringst den Kopf in Neutralstellung. Die Augenhöhe bildet eine waagerechte Linie mit der Oberkante des Bildschirms, dadurch ist der Blick leicht nach unten geneigt. Der optimale Abstand zwischen Augen und Bildschirm beträgt 50 bis 80 Zentimeter.
Zum Schluss werden die Sitztiefe und die Rückenlehne deines Schreibtischstuhls angepasst. Für die optimale Einstellung der Sitzfläche rutschst du zunächst mit dem Gesäß bis ganz zur Rückenlehne. Dann wähle die Sitztiefe: Zwischen Stuhlvorderkante und Kniekehle sollen noch drei Fingerbreit Platz sein. In dieser Haltung positionierst du die Lehne so, dass sie in aufrechter Stellung am Rücken anliegt. Bei einer Lordosestütze in der Lehne stellst du diese entsprechend der Lendenlordose ein.

Am Schreibtisch stehen

Wenn du an einem Stehschreibtisch arbeitest, fallen die Punkte zur richtigen Ausrichtung des Stuhls natürlich weg. Die Abstände zum Schreibtisch und zum Bildschirm werden hier jedoch nach dem gleichen Prinzip bestimmt.
In den wissenschaftlichen Studien zur Beurteilung eines Sitz-Steh-Arbeitsplatzes zeigt sich eine signifikante Besserung des subjektiven Wohlbefindens sowie der Produktivität beim Wechsel zwischen Sitzen und Stehen. Diese Effekte sinken, wenn der Arbeitstisch nur manuell zu verstellen ist. Denn das Kurbeln zur Höhenverstellung sehen viele nicht als aktivierende Bewegungsübung, sondern als belastend an, daher wird es kaum genutzt. Es lohnt sich also, in einen elektrisch verstellbaren Schreibtisch zu investieren.

Tipps für entspanntes Arbeiten im ergonomischen Office

1. Um ein Überstrecken in den Handgelenken zu vermeiden, empfiehlt sich die Nutzung einer Handballenauflage. So kann das Handgelenk in annähernder Neutralposition liegen und der Karpaltunnel an der Handgelenksbeugeseite wird entlastet.
2. Nutze eine Vertikalmaus. Dadurch wird der Belastung der Unterarmstrecksehnen reduziert, was verhindert, dass sich ein sogenannter Mausarm entwickelt.

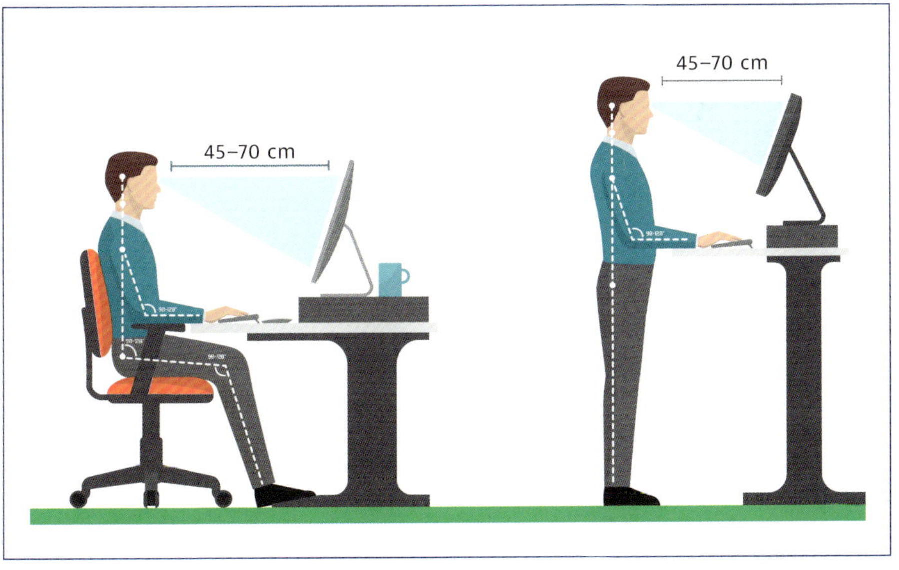

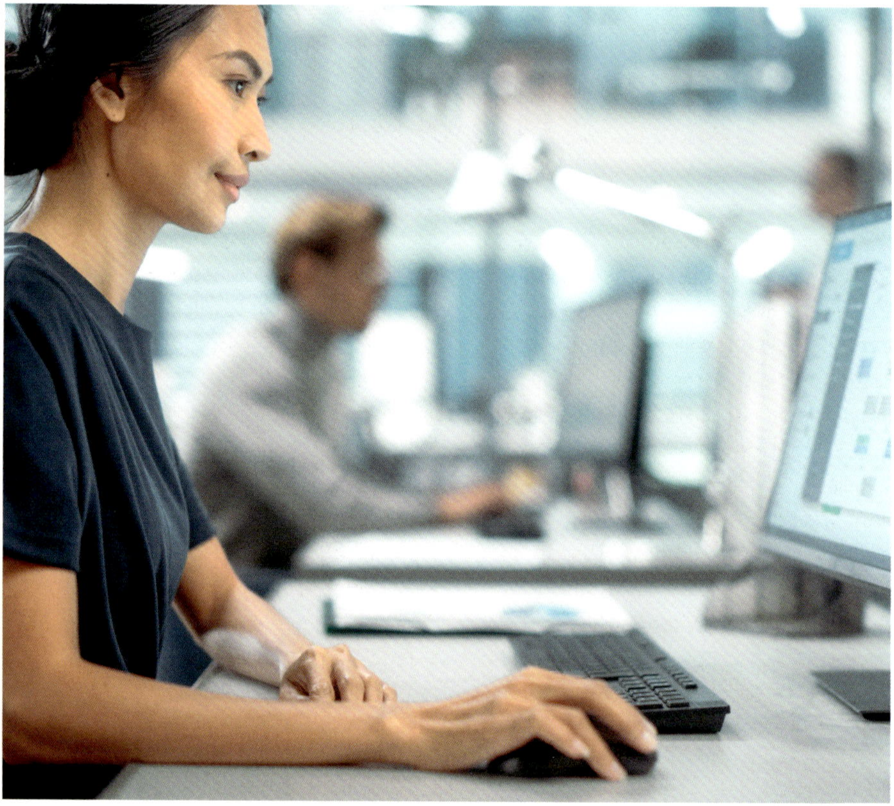

3. Wenn du keine Handballenauflage hast oder auch als Ergänzung dazu: Halte die Tastatur möglichst flach, um Überbelastungen von Handgelenken und Muskulatur zu reduzieren. Dazu kannst du einfach die kleinen Hebel am rückseitigen Boden einklappen.
4. Die zwei Drittel des Unterarms, die nicht auf dem Tisch abgelegt werden, solltest du mittels Armlehnen unterstützen. So kommen die Schultern nicht in Verlegenheit, die Arme unbewusst hochzuziehen und hierdurch zu verspannen.
5. Achte auf die richtige Beleuchtung. Zu wenig Licht ermüdet die Augen, doch direkte Sonneneinstrahlung ist ebenfalls zu vermeiden. Nutze eine helle Schreibtischlampe, die du so drehen kannst, dass sie den Platz indirekt beleuchtet. Die Deckenlampe sollte den Arbeitsbereich gut ausleuchten.

Steffi

DER BÜRONACKEN

Beim Thema Büronacken habe ich die Bankangestellte Steffi vor Augen. Sie kam in meine Praxis und berichtete über wiederkehrende Nackenschmerzen. Sie bearbeite täglich am Rechner Kreditanträge und sei in ihrer Abteilung nicht die Einzige mit diesen Beschwerden. Es wurden höhenverstellbare Schreibtische angeschafft, alle zwei Wochen komme ein Masseur vorbei und für den Notfall gebe es eine Wärme-Vibrationsliege. Doch das genüge offenbar nicht.

Steffi hatte schon mehrere Ärzte aufgesucht und Spritzen, Physiotherapie und Massagen bekommen, doch das hatte nicht geholfen. Nun war ich dran. Als ich nach dem höhenverstellbaren Schreibtisch fragte, erzählte sie, dass sie ihn so gut wie nie verstellte, weil die Kurbelei zu mühsam sei. Auf die Frage nach Bewegungsausgleich in ihrer Freizeit meinte sie, sie lese viel und streame Serien, um sich zu entspannen. Die Untersuchung ihrer Hals-Nacken-Schulter-Region ergab eine freie Beweglichkeit bei mäßiger Verspannung. Die MRT-Aufnahmen, die sie mitgebracht hatte, zeigten Bandscheibenvorwölbungen ohne Druck auf die Nerven.

Auf dieser Basis fasste ich Steffis Situation nüchtern zusammen: Entweder bleibt sie weiterhin so inaktiv und begnügt sich mit symptomatischen Maßnahmen – oder sie fängt damit an, aktiv etwas gegen ihre Beschwerden zu tun. Ich versorgte sie mit Übungen bzw. Übungsvideos und entließ sie mit der klaren Ansage, dass ich mir bei einem Kontrolltermin in vier Wochen einzelne Übungen von ihr zeigen lassen werde. Und wenn sie diese nicht durchführen könne, wäre die Behandlung in meiner Praxis für sie beendet. Ich gab ihr auch mit auf den Weg, dass jahrelang bestehende Beschwerden nicht so schnell verschwinden, aber sie werde Verbesserungen spüren.

Nach vier Wochen sah ich Steffi wieder und sie gestand, dass sie nach meiner schroffen Ansage überlegt hatte, den Termin abzusagen. Doch dann habe sie mit den Übungen angefangen, und tatsächlich verspüre sie bereits eine leichte Linderung. Das freute nicht nur sie, sondern auch mich. Und ich bin mir sicher, dass sie die ein oder andere Arbeitskollegin motivieren kann, ebenfalls aktiv zu werden.

WER HEILT, HAT RECHT

Es gibt viele Möglichkeiten, Nackenverspannungen zu verhindern. Wenn sie jedoch erst mal da sind, gilt es, sie zu lindern oder am besten ganz loszuwerden. Dafür gibt es nicht die eine Therapie oder die eine Übung, die allen Menschen hilft. Jedes Beschwerdebild ist individuell zu betrachten und zu behandeln.

Nur im Team erfolgreich

Die einen gehen mit ihren Beschwerden zum Arzt, die anderen zum Heilpraktiker, Osteopathen oder zu selbst ernannten Bewegungsspezialisten. Wenn dann der gewünschte Therapieeffekt einsetzt, egal wo und wie – dann freue ich mich für den betroffenen Schmerzpatienten. Ich selbst orientiere mich an wissenschaftlichen Fakten und therapiere nach medizinischen Standards. Mein Behandlungsziel ist ein langfristiger Therapieerfolg ohne nennenswerte Rückschläge.

Eine erfolgreiche Therapie setzt immer Teamarbeit voraus: Schmerzpatient und Arzt müssen zusammenarbeiten. Und da fängt in vielen Fällen das Problem an. Viele haben noch nicht erkannt, dass sie selbst Verantwortung für ihren Körper und ihr Handeln übernehmen müssen. Sie gehen zum Arzt und wollen geheilt werden. Der Arzt soll die richtige Spritze setzen oder ein gutes Medikament verschreiben. Und wenn er das nicht drauf hat, dann sollte er doch wenigstens ein Rezept für Massage oder Krankengymnastik ausstellen, und dort wird man wieder fit gemacht. Oft hat man zum Arztbesuch aber auch keine Zeit oder keine Lust – und da man heutzutage für Geld alles bekommen kann, glaubt so mancher, sich seine Nackengesundheit mit Hilfe eines fragwürdigen Hilfsmittels erkaufen zu können.

Du bist gefragt

Doch wer seine Nackenschmerzen dauerhaft loswerden möchte, der muss erkennen, dass er selbst aktiv werden muss. Denn kaum jemandem wird Gesundheit in die Wiege gelegt. Es gibt zwar manche Menschen, die machen können, was sie wollen, und nie krank werden. Aber das sind so wenige, dass es wahrscheinlicher ist, einen Sechser im Lotto zu haben, als Mitglied dieser exklusiven Gruppe zu sein.

Und wenn am Bewegungsapparat etwas mit Eigenleistung erreicht werden kann, dann ist dies im Nackenbereich. Du weißt inzwischen, dass Nackenschmerzen nur selten eine spezifische Ursache haben. In aller Regel liegt ein unspezifischer Nackenschmerz vor. Aber das wirkliche Positive ist, dass du – unabhängig von der Schmerzursache – in allen Fällen deinen Nacken unterstützen kann. Wie du dabei selbst aktiv werden kannst und was der Arzt für dich tun kann, erfährst du auf den folgenden Seiten.

Die Therapie beim Arzt

Jede Therapie in meiner Praxis fängt mit einem Beratungsgespräch an. Kommt ein Patient mit Nackenschmerzen zu mir, erkläre ich ihm zunächst, wie Nackenschmerzen einzuordnen sind: Sie sind meist harmlos, haben eine hohe spontane Besserungstendenz und neigen dazu, wieder aufzutreten, wenn sie unzureichend behandelt werden. Wir besprechen auch die Zweischneidigkeit der Diagnostik mittels Röntgen, Computertomographie und Magnetresonanztomographie in Hinsicht darauf, dass nicht jede sichtbare Veränderung zwingend auf Beschwerden hindeutet. Es zählt zu meinen ärztlichen Pflichten, den Patienten auf mögliche Risikofaktoren für Nackenschmerzen (beispielsweise Übergewicht, Schwangerschaft und Arbeitssituation) aufmerksam zu machen und ihn offen auf chronischen Stress, Depressivität oder Ängstlichkeit anzusprechen. Nimmt der Patient bereits über einen längeren Zeitraum eigenständig Schmerzmittel wie Ibuprofen ein, weise ich auf mögliche Nebenwirkungen wie Entzündungen der Magenschleimhaut hin.

Hinweis auf Möglichkeiten der Eigentherapie

Das Hauptaugenmerk lege ich auf die Vermittlung von Übungen zur Eigentherapie. Hierzu nutze ich – wie andere Orthopäden auch – eigens produzierte Videos, die ich unter anderem auf der Praxishomepage bereitstelle. Innerhalb der Sprechstunde ist die Zeit begrenzt, daher werden in den Videos nicht nur die Übungen erklärt, sondern es wird auch theoretisches Wissen vermittelt.

INFORMATIVE VIDEOS

Dieses Buch vermittelt dir ein umfangreiches Wissen über die Ursachen von Nackenschmerzen und die therapeutischen Möglichkeiten. Es kann trotzdem nicht schaden, mal einen Blick in meine Videos zu werfen. Du findest sie unter revierdoc.de.

Schnelle Hilfe durch Injektionen?

Viele Nackenschmerzpatienten kommen in meine Praxis und hoffen auf die erlösende Spritze. Andere sagen bereits bei der Begrüßung, dass sie alles mitmachen, nur keine Injektion. Letztere kann ich bestens verstehen, schließlich bin ich Spritzenphobiker: Ich vermeide es nach Möglichkeit, dass die Nadel einer Spritze in meinen Körper gelangt. Zum einen aus Angst vor dem Pieks, zum anderen im Wissen um mögliche Risiken und Komplikationen. Diese erläutere ich meinen Patienten vor einer Injektion in voller Bandbreite und lasse mir die Aufklärung darüber schriftlich bestätigen. Der Grund dafür ist keine persönliche Unsicherheit, die wäre im alltäglichen Handeln eines Orthopäden fehl am Platz. Die Aufklärung ist rechtlich vorgeschrieben. Daher muss auch immer die Indikation, also die Notwendigkeit für eine entsprechende Injektion bestehen.

Im Rahmen eines unspezifischen Geschehens besteht diese Notwendigkeit in der Regel zunächst nicht. Da der Arzt die Verantwortung für seinen Patienten trägt und ihn vor einem weiteren körperlichen Schaden bewahren möchte, sollte man daher nie eine bestimmte Leistung wie beispielsweise eine Injektion einfordern. Warum mit Kanonen auf Spatzen schießen, wenn andere weniger invasive Methoden auch zu einer Linderung führen können?!

Als Arzt ist man immer verantwortlich für die Unversehrtheit des Patienten, die ist bekanntermaßen das höchste Gut. Wenn der Arzt hingegen zu einer Spritze rät, dann hat er die Vor- und Nachteile inklusive möglicher Komplikationen abgewogen und hält dieses Vorgehen für ein gutes und probates Mittel. Jedoch empfiehlt er die Maßnahme nur, entscheiden muss der Patient. Und jeder Arzt wird Verständnis dafür haben, wenn manch einer noch mal eine Nacht darüber schlafen möchte, bevor er die Entscheidung trifft.

Wie wirkt eine Injektion?

Hilfreich für diese Entscheidung kann das Wissen sein, wie so eine Injektion überhaupt wirkt – und was der Arzt einem da überhaupt spritzt. In der Regel handelt es sich um ein schwach konzentriertes Betäubungsmittel, dem unter Umständen ein Kortisonpräparat beigefügt wird. Je nach Ursache der Beschwerden gibt es verschiedene Injektionsarten.

Periradikuläre Infiltration (PRT): Bei dieser Therapie wird unter Röntgen- oder CT-Kontrolle die (beispielsweise durch Bandscheibengewebe) gereizte Nervenwurzel umspritzt, also der Nerv an der Austrittsstelle aus dem knöchernen Wirbelkanal.

Facettengelenk-Infiltration: Hier werden Medikamente – ggfs. unter Sonographie- oder Röntgenkontrolle – an die kleinen Wirbelgelenke injiziert. Die Methode wird in der Regel bei einem degenerativen Facettengelenkssyndrom eingesetzt.

Epidurale Infiltration: Kommt es zum Beispiel im Rahmen einer Spinalkanalstenose zu einer Verengung des Rückenmarkskanals, so werden die Medikamente unter Röntgen- oder CT-Kontrolle direkt in den Wirbelkanal um das darin befindliche Rückenmark herumgespritzt.

Quaddeln: Ein Medikament zur örtlichen Betäubung (Lokalanästhetikum) wird an mehreren Punkten in die Haut gespritzt, sodass kleine blasenartige Quaddeln entstehen.

Triggerpunkt-Injektion: Medikamente werden in definierte Stellen (Triggerpunkte) der Muskulatur injiziert.

TRIGGERPUNKTE

Triggerpunkte sind knötchenartige Verhärtungen in der Muskulatur. Sie sind lokal begrenzt, meist sehr druckempfindlich und gut zu ertasten. Die Schmerzen treten nicht nur im Bereich der Triggerpunkte auf, sondern strahlen oft auch in andere Körperregionen aus.

Chirotherapie

Unter Chirotherapie versteht man das, was der Volksmund gern als „Einrenken" bezeichnet. Mittels gezielter Handgriffe werden hierbei Bewegungsstörungen aufgelöst. Um die Zusatzbezeichnung „Chirotherapie" zu führen, muss der Arzt eine entsprechende Weiterbildung absolviert haben.

Blockierungen an den kleinen Wirbelgelenken sind eine häufige Ursache von Nackenbeschwerden. Eine Sonderform ist die Atlasblockierung, bei der es zu einer vorübergehenden Einschränkung in der Beweglichkeit der Gelenke zwischen dem Hinterkopf und den ersten beiden Halswirbeln kommt. Auslöser für die Blockierungen sind meistens muskuläre Ungleichgewichte in Form von schwacher oder verkürzter Muskulatur, oft in Kombination mit einer falschen Bewegung. Auch degenerative Veränderungen können die Beschwerdeanfälligkeit triggern. Der Betroffene spürt eine plötzliche schmerzhafte Einschränkung beim Drehen oder Neigen des Kopfes. Oft berichten die Patienten vom ersten Schmerz morgens beim Aufwachen.

Gute Vorbereitung ist wichtig

Lösung muss nicht immer das „harte" Einrenken – also die sogenannte Manipulation – sein. Jeder chirotherapeutische Eingriff bringt Risiken mit sich. Für mich persönlich ist daher das Einrenken an der Halswirbelsäule bei Verdacht auf

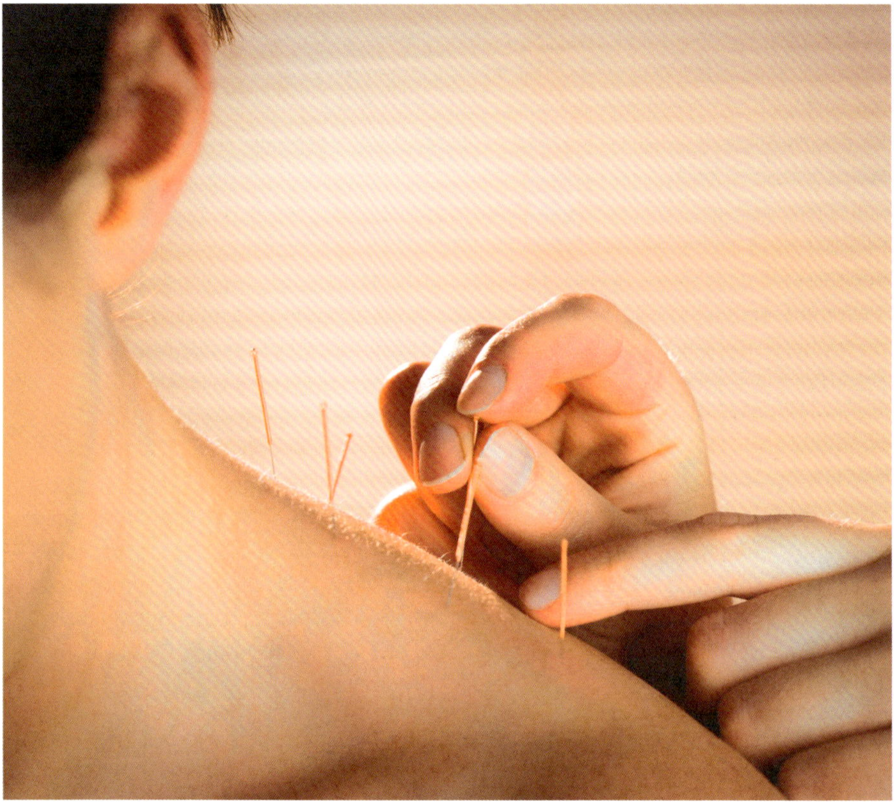

eine Blockierung nicht immer die erste Wahl. Denn oft liegen unbemerkt ein oder mehrere Blockierungen im Bereich der gesamten Wirbelsäule vor, ohne dass sie bemerkt werden. Wenn dann die eine Blockierung hinzukommt, kann diese der Tropfen sein, der das Fass zum Überlaufen bringt, und Schmerzen und Verspannungen auslösen.

Im Hinblick auf das dynamische Gesamtsystem Wirbelsäule mit Hals-, Brust- und Lendenwirbelsäule schaue ich bei der Behandlung immer nach Blockierungen in der Brustwirbelsäule und behandle diese in der ersten Therapiesitzung. Denn wenn diese gelöst werden, kann sich das System entspannen. Funktioniert das nicht, kann man immer noch ans „Eingemachte" – also an die HWS – gehen. Das aber nur nach vorausgegangener bildgebender Diagnostik mittels Röntgen oder MRT. Auch wenn man auf den Bildern Blockierungen nicht erkennen kann, so gibt es mir als Arzt die Sicherheit, dass die Anatomie intakt ist. Ich warne davor, bei einer „Bandscheibensymptomatik" einzurenken, da man unter Umständen einen mäßigen Bandscheibenvorfall von jetzt auf gleich verstärken kann. Letzte zusätzliche Sicherheitsmaßnahme ist ein sogenannter Probezug. Wenn alle Vorbereitungen unauffällig waren, erfolgt der Eingriff. Nach dem Einrenken ist vor dem Einrenken. Auch wenn für den Moment wieder alles gut ist und die Beschwerden verschwunden sind: Man sollte mit den richtigen Übungen für eine Stabilität im Halswirbelsäulenbereich sorgen. Schließlich geraten die Wirbelgelenke aus der Spur, da sie von den Muskeln nicht optimal geführt und fixiert werden.

Akupunktur

Auch wenn du nicht an die Wirksamkeit der Akupunktur glaubst– es lohnt sich dennoch, bei Nackenbeschwerden die Nadeln einmal auszuprobieren. Denn im Vergleich zu Injektionen und Chirotherapie sind die Risiken bei einer Akupunkturbehandlung deutlich geringer – bei guter Wirksamkeit.
Leider übernimmt die gesetzliche Krankenversicherung aktuell nur die Kosten für eine Behandlung bei chronischen Beschwerden im Lendenwirbelsäulenbereich und einer Kniegelenksarthrose. Wer dennoch schonend und risikoarm seine Nackenschmerzen „wegnadeln" lassen möchte, muss daher die Kosten selbst tragen. Es handelt sich um eine symptomatische Schmerztherapie, dessen Wirkungsprozess noch nicht endgültig geklärt ist. Über die eingebrachte Nadel werden chemische Prozesse im Gewebe eingeleitet, ob dies allein und/oder auch über die Beeinflussung der Energieleitbahnen unseres Körpers geschieht, ist nicht gesichert. Fakt ist, dass Akupunktur wirkt.
Ich empfehle, die erste Akupunkturbehandlung möglichst im Liegen zu machen, da dem einen oder anderen Patienten vom Pieksen schon mal schwindelig werden kann. Das gilt auch für mich mit meiner bereits erwähnten Nadelphobie. Auch wenn ich mittlerweile Dozent in einer der größten Akupunkturgesellschaften Deutschlands bin, der Forschungsgruppe Akupunktur und Chinesische Medizin (FACM), habe ich sie nicht verloren. Dennoch lasse ich mich im Bedarfsfall von einem Kollegen stechen, da ich von der Wirksamkeit überzeugt bin.

Schmerzmittel

Es gibt eine große Auswahl an Schmerzmitteln, die bei Nackenschmerzen eingesetzt werden.

Frei verkäufliche Schmerzmittel

Wenn's schmerzt, kannst du anfangs auch mal zur Tablette greifen, ohne vorher den Arzt zu konsultieren. Dafür gibt es Wirkstoffe wie Ibuprofen oder Diclofenac, die in schwacher Dosierung zwar apothekenpflichtig, jedoch nicht verschreibungspflichtig sind. Dennoch solltest du dich beim Kauf vom Apotheker beraten lassen, ob in deinem individuellen Fall Kontraindikation oder Risiken bestehen. Wenn die Beschwerden in den darauffolgen Tagen trotz Einnahme nicht besser werden, dann ist ein Besuch beim Arzt angesagt.

Schmerzmittel, die der Arzt verordnet

Der Arzt kann höher dosierte Medikamente verschreiben und er hat ein größeres Arsenal zur Verfügung. Aber auch diese Medikamente haben Nebenwirkungen. Also muss der Arzt mögliche Komplikationen und Risiken abwägen, wobei er die „harmloseren" Behandlungsmethoden wie Wärme oder Elektrotherapie nicht außer Acht lassen darf.

Nichtsteroidale Antirheumatika wie Ibuprofen und Diclofenac können die Magenschleimhaut reizen und so bei langfristiger Einnahme zu einem Magengeschwür führen. Gerade in Kombination mit einem Blutverdünner wie Aceytlsalicylsäure (ASS) setzt man seine Magenschleimhaut einer erhöhten Blutungsgefahr aus. Magenschonender sind Medikamente aus der Coxib-Gruppe. Diese stellen dafür ein gewisses Risiko für Patienten mit Herz-Kreislauf-Erkrankungen dar. Und so ist die Anamnese mit Fragen nach Allergien, Vorerkrankungen und regelmäßiger Medikamenteneinnahme wichtig.

Für eine muskelentspannende Wirkung kann der Arzt sogenannte Muskelrelaxanzien verschreiben. Da diese zum großen Teil über das Gehirn wirken, bergen sie das Risiko, dass die Reaktionsgeschwindigkeit eingeschränkt wird. Daher muss der Patient darüber informiert werden, dass die Einnahme die Fahrtüchtigkeit einschränken bzw. aufheben könnte.

Die Stärke der Schmerzmittel richtet sich auch nach der Ursache der Beschwerden: also spezifischer oder unspezifischer Schmerz. Als Arzt möchte

NICHT EINS FÜR ALLE

Es gibt nicht das eine Medikament, das bei allen super wirkt. Es ist also sinnlos, ein bestimmtes Medikament einzufordern, nach dem Motto „Bei der Schwester meines Kollegen hat das Präparat XY super geholfen, das möchte ich auch".

man immer eine ziel- bzw. ursachenorientierte Therapie einleiten. Wenn also sehr starke Beschwerden vorliegen, die Diagnostik aber keine wirklich korrelierende Ursache dafür ergibt, dann sind sehr starke Schmerzmittel wie Morphium nicht die Therapie der Wahl. Vielmehr sollte der Patient zur weiteren Abklärung in ein Krankenhaus überwiesen werden.

Für die akuten Fälle in der Praxis greife ich auch gerne auf eine Schmerzinfusion zurück. So gelangt der Wirkstoff schnell in die Blutbahn und die Schmerzlinderung setzt früher ein als bei einer Tablette.

Und für alle Medikamentenmuffel bzw. -verweigerer: Es gilt den bekannten Teufelskreis zu unterbrechen, der aus Schmerz – Verspannung – mehr Schmerz – mehr Verspannung besteht. Wenn der Schmerz nicht unterbrochen wird, steigt das Risiko, dass sich ein chronischer Schmerz entwickelt. Um das zu vermeiden, kann man meiner Ansicht nach auch einige Nebenwirkungen in Kauf nehmen. Und vor allem ist das Risiko einer Chronifizierung viel höher als das Risiko, von einem der Standardmedikamente abhängig zu werden.

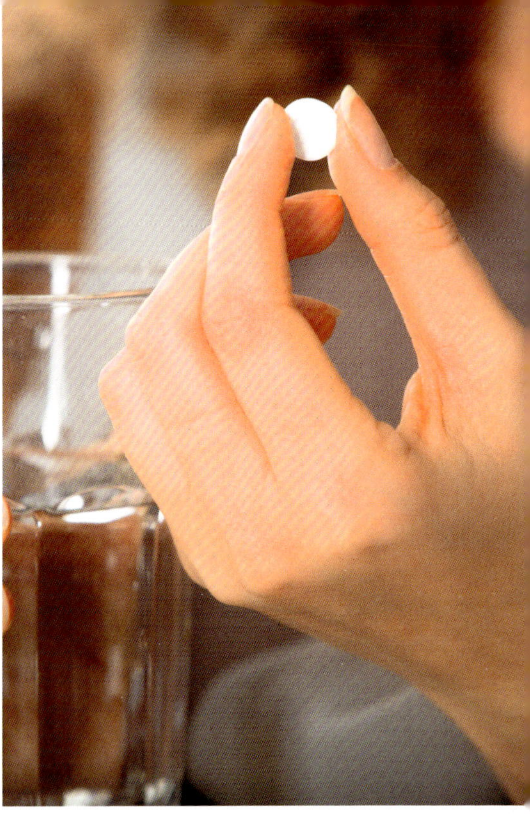

Äußere Anwendungen

Neben den oral oder mittels Infusion verabreichten Medikamenten gibt es noch diverse Salben, die wärmen, Schmerzen lindern oder eine Kombination aus beidem bewirken. Sie enthalten die oben genannten Wirkstoffe und/oder Capsaicin, ein Alkaloid aus Paprikaarten, das bei uns Menschen ein Wärme- und Schärfegefühl auslöst. Gelangt es auf die Haut, aktiviert es entsprechende Rezeptoren und die Kalziumkonzentration in den Schmerzrezeptoren steigt an. Dies führt zu einer Erhöhung der Schmerzschwelle, wodurch der Betroffene seinen Schmerz weniger stark wahrnimmt. Gleichzeitig wird bei regelmäßigem Auftragen das Entzündungsgeschehen gemildert.

Operationen

„Wir Orthopäden operieren gut und gerne – aber es sollte immer die letzte Therapieoption sein!" Dies war der Leitspruch meines Uniklinik-Professors. An diese Maxime halte ich mich heute noch. „Jede Operation an der Halswirbelsäule ist bereits eine zu viel", ergänze ich gerne. Daher liegt mein Hauptaugenmerk in der Praxis auf der Prävention und der konservativen Therapie von Nackenschmerzen.

Dennoch gibt es auch bei mir immer wieder Patienten, bei denen eine Operation notwendig ist. Entweder waren alle Therapieversuche erfolglos oder die Beschwerdesymptomatik ist so akut und gefährdet die Nervenfunktion, dass sofort operativ gehandelt werden muss. In beiden Fällen muss aber eines gegeben sein: Die Beschwerdeursache ist klar diagnostiziert und stimmt mit den bestehenden Beschwerden überein.

Leider stelle ich persönlich fest, dass immer mehr operiert wird, ohne vorher das gesamte Therapiespektrum auszuschöpfen. Ob das an der Qualifikation der Facharztweiterbildung oder den betriebswirtschaftlichen Interessen von Ärzten, medizinischen Versorgungszentren und Krankenhäusern liegt oder ob es andere Gründe dafür gibt, möchte ich unkommentiert im Raum stehen lassen. Natürlich hat jeder Operateur den Anspruch, Beschwerdefreiheit zu verschaffen. Aber so manch ein Arzt (und Patient) vergisst: „Nach der Operation ist vor der Operation." Soll heißen, wenn ich nach der Operation nicht erkenne, dass ich etwas für meinen Nacken tun muss, dann steigt das Risiko einer erneuten Beschwerdesymptomatik, die im schlimmsten Fall eine weitere Operation erfordert.

Ich möchte hier nicht auf die verschiedenen OP-Verfahren eingehen, da diese im Einzelfall individuell mit dem Operateur abgesprochen werden müssen. Nur so viel: Eine Operation bringt mehr Risken mit sich als jedes mir bekannte konservative Behandlungsverfahren. Und wenn ich einem Patienten nach erfolgsloser Therapie zu einer Operation im Halswirbelsäulenbereich rate, empfehle ich ihm immer, bei einem anderen Orthopäden eine Zweitmeinung einzuholen. Denn auch ich bin nicht frei davon, einen erfolgreichen Therapieansatz zu übersehen.

Hilfsmittel und Geräte

Bei Nackenschmerzen können viele unterschiedliche Hilfsmittel bzw. Geräte eingesetzt werden. Viele Orthopäden habe in ihrer Praxis einen Bereich, in dem physikalische Therapien, also Anwendungen wie Wärme oder Reizstrom durchgeführt werden können. Diese Anwendungen kann man auch zu Hause nutzen, wenn auch meist mit weniger Intensität. Gestiegen ist zudem die Verbreitung von Hilfsmitteln wie Faszienrolle und Haltungskorrektor. Über eines sollte man sich aber im Klaren sein: Ein Hilfsmittel ist ein Hilfsmittel – und kein Heilmittel. Es kann die bestehenden Beschwerden lindern und in manchen Fällen vollständig abklingen lassen. Aber es ist kein Garant für ewige Beschwerdefreiheit.

Wärmetherapie

Ob die Wärmflasche oder die Rotlichtlampe zu Hause oder das Mikrowellentherapiegerät in der Praxis: Wärme tut gut bei einem schmerzhaft verspannten Muskel. Wir lösen damit zwar nicht die Ursache, aber da die meisten Nackenschmerzen unspezifischer Natur sind, ist die Entspannung schon mal ein sehr guter Anfang. Schließlich möchten wir den Teufelskreis Schmerz – Verspannung – mehr Schmerz – mehr Verspannung durchbrechen bzw. abmindern. Der Vorteil der Mikrowellentherapie liegt darin, dass die elektromagnetischen Wellen ohne Nebenwirkungen tief in das Gewebe eindringen und so auch tiefer liegende Muskeln entspannen. Die Wärmewirkung der Wärmflasche ist hingegen durch die Hautempfindlichkeit begrenzt. In meiner Praxis stelle ich fest, dass viele Schmerzpatienten Hautschäden riskieren, indem sie zu heiße Wärmflaschen verwenden. Die Vorstufe sehe ich am entkleideten Patienten: eine netzartige, rotbraune Hyperpigmentierung, das sogenannte Erythema ab igne, auch als Buschke-Hitzemelanose bekannt. Wer trotz dieser Hautveränderungen weiterhin zu hohe Temperaturen einsetzt, riskiert eine permanente Hyperpigmentierung, das heißt, die Verfärbung bleibt bestehen. In seltenen Einzelfällen kann sich daraus ein bösartiger Tumor entwickeln. Es gibt auch Patienten, die negativ auf Wärme reagieren. Hier sollte überprüft werden, ob eine entzündliche Erkrankung hinter den Beschwerden steckt. In diesem Fall werden die entzündlichen Stoffwechselvorgänge durch die Wärme getriggert.

Reizstromtherapie

Die Transkutane Elektrische Nervenstimulation (TENS) ist eine schonende Reizstromtherapie. Sie wird sowohl in der ärztlichen wie auch in der kran-

AUSPROBIEREN

Nicht jedes Hilfsmittel ist für jeden geeignet. Probiere aus, was bei dir wirkt und was zu dir passt. Dabei kann es auch eine Rolle spielen, ob du dich lieber in einer Praxis behandeln lässt oder Wert darauf legst, ein Hilfsmittel selbstständig anzuwenden.

kengymnastischen Praxis angewendet. Ist die Therapie erfolgreich, kann der Arzt sogar ein kleines TENS-Gerät für zu Hause verschreiben.

Im Prinzip beruht die TENS-Behandlung auf dem Einfluss elektrischer Impulse auf die schmerzleitenden Nervenfasern. Hierzu werden Elektroden-Pads im Bereich von Triggerpunkten (siehe Seite 81) auf die Haut gesetzt und mit Reizstrom stimuliert. Die abgegebenen Stromimpulse blockieren die schmerzleitenden Nerven, sodass Schmerzsignale vermindert oder gar nicht mehr an das Gehirn weitergeleitet werden. Zusätzlich werden die Muskeln besser durchblutet, was sie lockert. Darüber hinaus wird diskutiert, ob durch die Reizstromtherapie schmerzreduzierende Endorphine im Gehirn freigesetzt werden.

Eine Behandlungseinheit dauert 15 bis 30 Minuten. Akute und lokal begrenzte Beschwerden werden mit Stromfrequenzen zwischen 50 und 150 Hertz bei mittlerer Stromstärke behandelt, für eine längere Wirkung bei länger bestehenden Beschwerden werden niedrige Frequenzen und eine hohe Stromstärke gewählt. Als Patient spürt man den Strom als mehr oder weniger intensives

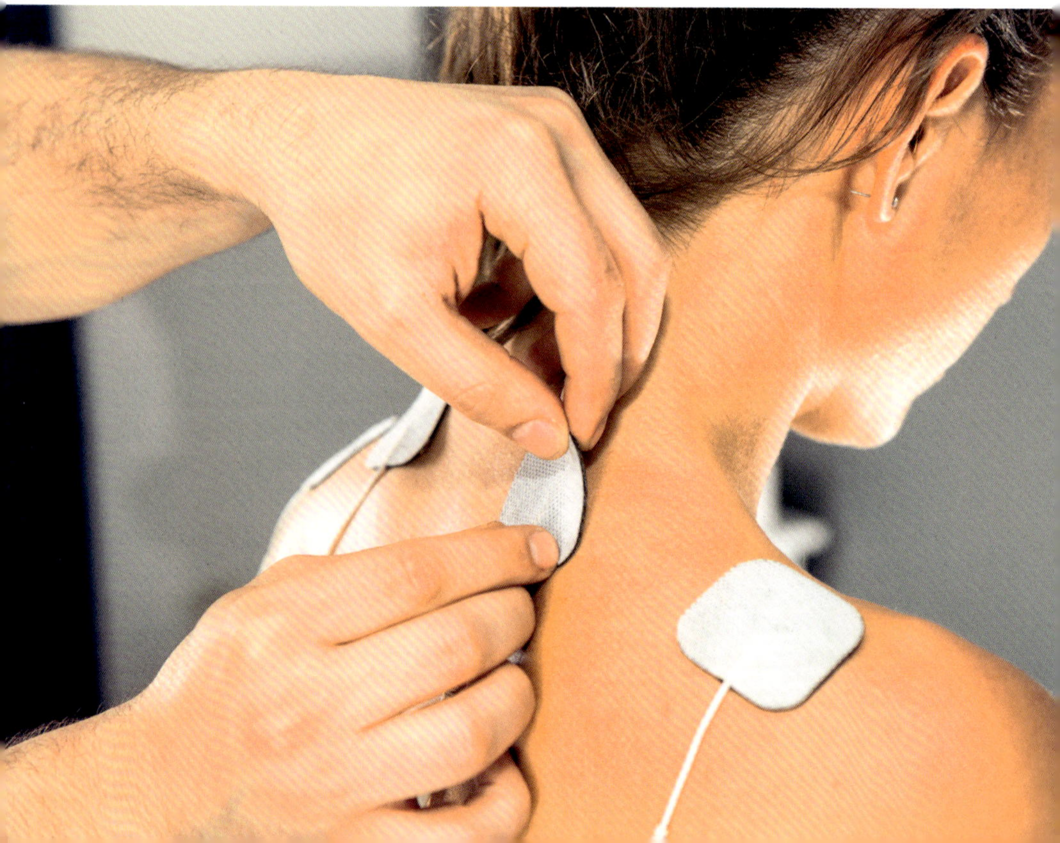

Kribbeln. Wenn gewünscht und verträglich, kann die Therapie mehrmals täglich angewandt werden – nach einer fachlichen Einweisung auch in Eigenregie. Mittlerweile sind die Geräte so klein, dass sie problemlos in einer Handtasche zu verstauen sind. Für eine optimale Wirkung sollte die Haut vor dem Aufkleben der Elektroden mit milder Seife gereinigt werden. Nach der Anwendung nicht vergessen, die Haut zu inspizieren und eventuell einzucremen.

Stoßwellentherapie

Es gibt unterschiedliche Arten von Stoßwellentherapien: die fokussierte extracorporale Stoßwellentherapie (ESWT), die Triggerpunkt-Stoßwellentherapie, die Akupunktur-Stoßwellentherapie und die radiale Stoßwellentherapie.
Das therapeutische Prinzip ist im Grunde immer das gleiche. Die Behandlung stimuliert zelluläre Regenerationsprozesse. Durch eine Magnetspule, ähnlich der eines Lautsprechers, werden kurze hochenergetische Schalldruckwellen erzeugt und je nach Verfahren auch gebündelt (fokussiert). Diese Stoßwellen werden durch Flüssigkeiten sowie Muskel- und Bindegewebe weitergeleitet. In den Übergangszonen zwischen den einzelnen Zellschichten entstehen dabei Scherkräfte, die über den Mechanismus der sogenannten Mechanotransduktion im erkrankten Gewebe zu einer vermehrten Durchblutung führen. Gleichzeitig kann es zur Freisetzung von Entzündungshemmern und Wachstumsfaktoren kommen. Letztere regen die Neubildung von Blutgefäßen sowie die Regeneration in Muskel- und Sehnengewebe an und unterstützen so die körpereigene Selbstheilung.
Bei sachgerechter Anwendung durch einen erfahrenen Therapeuten ist die Stoßwellentherapie so gut wie nebenwirkungsfrei. Die Behandlung dauert nur wenige Minuten und anschließend sind keine besonderen Maßnahmen wie körperliche Ruhe oder Schonung notwendig.

Halskrause oder Bandagen

Während man in den 1980er-Jahren die Nackenschmerzpatienten noch mit einer Halskrause bzw. -krawatte versorgt hat, geschieht dies heute nur noch in Einzelfällen (Unfälle mit Akutversorgung mal ausgenommen). Schließlich hat man gelernt, dass bei Ruhigstellung der Muskulatur, die die Halswirbelsäule stabilisiert, diese sehr schnell an Kraft und Substanz verliert. Und wie wir wissen, ist eine starke und gleichzeitig flexible Muskulatur der Schlüssel zu einem gesunden Nacken. Das Tragen einer Halskrause ist also tabu.

Faszienrolle

Wer mich kennt, weiß, dass mir das Wort „Faszie" sehr schwer über die Lippen kommt. Es wird daher nur in

diesem Abschnitt des Buches auftauchen. Denn nicht nur in meinen Augen wird die Funktionalität dieses Gewebes sehr überschätzt. Wenn es nicht die Bandscheiben sind, wenn der Verschleiß an den unterschiedlichen Strukturen nicht zu den Beschwerden passt – dann müssen die „verklebten Faszien" der Übeltäter sein. Und da sich diese ärztlicherseits weder durch eine Operation noch durch ein konservatives Verfahren bessern lassen, muss der Weg zu einem anderen „Experten" gegangen werden. Dabei übersieht der betroffene Schmerzpatient oft, dass die Ursache für die Schmerzen bei ihm selbst liegen: der fehlende Bewegungsausgleich, der zu verkürzten und zu schwachen Muskeln führt. Aber da der Schlüssel zur Lösung des Problems aktive Mitarbeit ist, scheint es doch einfacher, sich behandeln zu lassen. Entweder von einem selbst ernannten Bewegungsexperten mittels spezieller Faszientechniken oder durch die Zuhilfenahme einer Faszienrolle. Wie nutzt man die Rolle am besten bei Nackenschmerzen? Man stellt sich mit leicht geöffneten Beinen dicht an eine Wand. Die Rolle klemmt man sich quer hinter den Nacken. Jetzt geht man leicht in die Knie und richtet sich wieder auf, während die Rolle mit dem Nacken ununterbrochen unter leichtem Druck gegen die Wand gepresst wird. Durch das leichte Beugen und Strecken der Knie rollt man die Rolle nach unten zu den Schulterblättern und dann wieder nach oben bis auf Ohrenhöhe. Das Ganze macht man ungefähr ein bis zwei Minuten lang.
Bei diesem Vorgang kommt es zu einer Druckmassage des Muskels, dieser wird besser durchblutet, wodurch sich die Verspannung im Muskel löst. Wir bearbeiten also den Muskel und nicht die Faszie. Folglich ist die richtige Bezeichnung der Rolle „Muskelrolle". Sie hat tatsächlich einen positiven Effekt auf den verspannten Muskel, aber leider nur temporär. Daher stelle ich meinen Patienten immer die Frage, ob sie ihr Leben lang rollen möchten oder ob sie mit etwas Aktivität, aber ohne irgendeine Rolle, einen gesunden Nacken wollen.

Haltungskorrektor

Ganz „spannend" fand ich anfangs den Haltungskorrektor. Er verspricht eine bessere Körperhaltung, indem er dich daran erinnert, die Schultern optimal auszurichten. Und das alles nur durch leichten Zug, der entsteht, wenn die Schultern wieder nach vorn fallen. Über diesen Weg soll er auch die Muskulatur im oberen Rücken kräftigen. Deswegen haben die gutaussehenden Agenten in Film und Fernsehen auch immer ein Pistolenholster getragen: damit ihre Haltung perfekt war. Allerdings bin ich mir sicher, dass die Haltung der Akteure auch ohne Korrektor gut war. Oder andersherum: Bei einer schlechten Haltung

hätte das Holster auch nichts genutzt. Da ich ein Freund des Testens bin, habe ich zusammen mit meinem geschätzten Kollegen Dr. Patrick Julius viele Gesundheitsgadgets fürs Fernsehen getestet. Und eines Tages war auch ein Haltungskorrektor darunter. Patrick spielte den haltungslosen Patienten, er hat den Korrektor angelegt und ich habe ihn angezogen ... weiter festgezogen ... und noch mal eine Schippe daraufgelegt. Und was soll ich sagen: Patrick hing weiterhin wie ein nasser Sack im Gurt. Nun gut, böse Zungen behaupten, er hat extra dagegengearbeitet. Aber wir dürfen nicht vergessen, dass unser Körper Veränderungen adaptiert. Während man anfangs den Zug noch spürt, wird dieser Reiz im Verlauf abgeschwächt. Und wenn der Reiz abschwächt, klingt auch die Reaktion ab – wir sacken wieder in uns zusammen.
Dabei liegt die Lösung doch so nah: Den perfekten Haltungskorrektor gibt es schon seit Jahren, nur unter einem anderen Namen: Spiegel! Setz dich vor einen Spiegel und kontrolliere deine Haltung. Sitzt du da wie ein Häufchen Elend mit Geiernacken und nach vorn gefallenen Schultern? Oder siehst du im Spiegel einen stolzen, aufrechten Schwan, der nur darauf wartet, von anderen Schwänen entdeckt zu werden? Haltung basiert auf innerer und äußerer Stärke. Du musst daher keinem Haltungskorrektor vertrauen, nur deiner eigenen Wertschätzung. Und in meinen Augen ist es jeder Mensch wert, ohne Aufrichtgurte durchs Leben zu gehen.

Krankengymnastik

Viele Nackenschmerzpatienten glauben, wenn der Arzt ihnen Krankengymnastik verordnet, gehen sie zum Physiotherapeuten und der massiert ihnen die schmerzhafte Verspannung weg. Problem gelöst. Aber zum einen wissen wir bereits, dass Verspannung keine Ursache, sondern ein Symptom der Nackenschmerzen ist. Massage ist also nur eine symptomatische Therapie. Zum anderen ist Krankengymnastik weitaus mehr.

Allgemeine Krankengymnastik

Laut Definition besteht die allgemeine Krankengymnastik aus einer Vielzahl therapeutischer Maßnahmen zur Verbesserung von Kraft, Ausdauer, Gleichgewicht und Koordination sowie zur Linderung von Schmerzen durch funktionelle Bewegungsstörungen.
Ich wüsste jetzt nicht auf Anhieb, wie alleinige Massage diese Definition erfüllen kann. Der Krankengymnast führt am und mit dem Patienten passive und aktive Maßnahmen durch, um ein individuelles Therapieziel zu erreichen. Zudem wird gemeinsam mit dem Patienten ein Übungsprogramm erarbeitet, das er zu Hause absolvieren muss. Mit diesem individuellen Programm kann der Patient langfristig gegen seine Probleme vor-

gehen, da instabile Gelenke stabilisiert, Muskeln aufgebaut und das (muskuläre) Gleichgewicht verbessert werden.

Gerätegestützte Krankengymnastik
Bei der gerätegestützten Krankengymnastik (KGG) werden medizinische Trainingsgeräte und Zugapparate eingesetzt. Auch hier ist das Ziel die Verbesserung von Kraft, Ausdauer, Beweglichkeit und Koordination. Außerdem soll der Patient lernen, eigenständig an Geräten im Fitnessstudio seinen Körper zu trainieren. Wenn dein behandelnder Arzt diese Form für dich wählt, solltest du darauf achten, dass in der Praxis spezielle Geräte zum Training der Halswirbelsäule vorhanden sind.

Manuelle Therapie
Die manuelle Therapie zielt darauf ab, die Beweglichkeit von Muskeln und Gelenken zu verbessern und Schmerzen zu lindern. Hierbei werden durch spezielle Handgriffe und Mobilisationstechniken Gliedmaßen gedehnt und gestreckt. Ne-

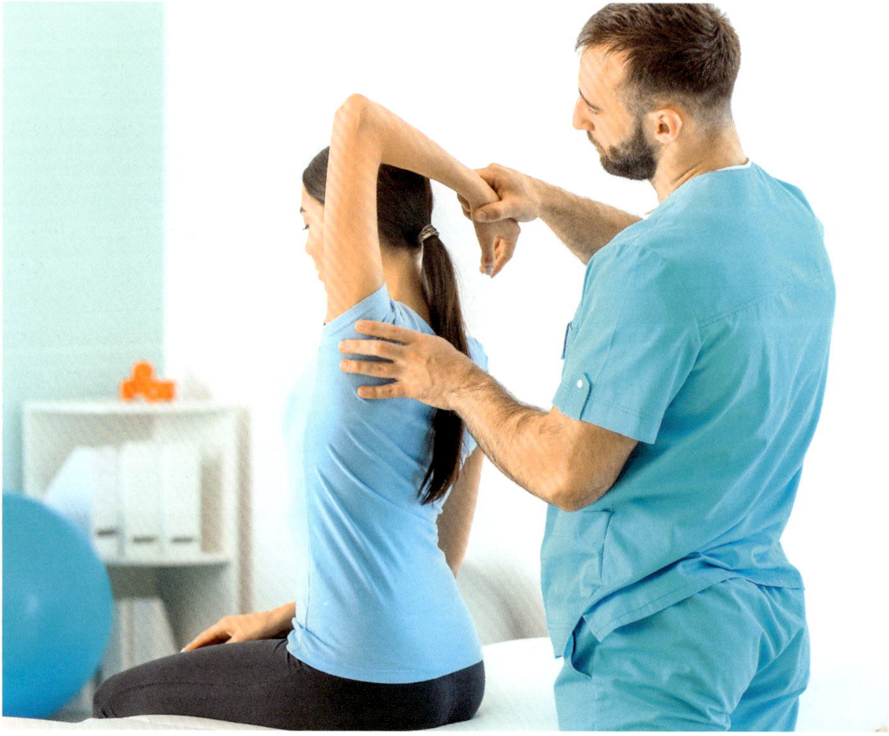

ben passiven Techniken lernt der Patient auch aktive Übungen, die er zu Hause absolvieren soll, um den Therapieerfolg zu festigen.

Rehasport

In vielen Physiotherapiepraxen wird auch Rehasport angeboten – Rehabilitationssport. Dabei handelt es sich um ein ärztlich verordnetes Gruppentraining, welches von einem lizenzierten Übungsleiter (das muss nicht unbedingt ein Krankengymnast sein) geleitet wird. Durch die speziellen sowie vielseitigen Anwendungen von sportlichen (Gymnastik-)Übungen, spricht man auch gerne von einem Therapiekonzept.
Für mich ist Rehasport die „positive Einstiegsdroge" in ein bewegtes und gesundes Leben, daher empfehle ich jedem Wirbelsäulenpatienten dieses Bewegungskonzept. Es wird in der Gruppe trainiert und es gibt einen positiven Gruppenzwang, regelmäßig am Training teilzunehmen.

Osteopathie

In meinen Augen kommt die Osteopathie wie alle anderen alternativen Therapieverfahren immer dann ins Spiel, wenn die Schulmedizin – der Orthopäde – versagt. Und frei nach dem Motto „Wer heilt, hat recht!" schafft es so mancher Osteopath, die Zusammenhänge von Muskel- und Gelenkspiel zu analysieren, um dem Patienten in einem weiteren Schritt dabei zu helfen, das fehlende Gleichgewicht im Körper wiederherzustellen.
Die Osteopathie geht auf den US-amerikanischen Arzt Andrew Taylor Still zurück. Sein Konzept beruht auf vier wesentlichen Grundannahmen, von denen ich als funktionell denkender Orthopäde drei teile: 1. Der Körper ist eine Funktionseinheit. 2. Die Funktion bestimmt die Körperstruktur und umgekehrt. 3. Der Körper besitzt die Fähigkeit zur Selbstregulation. Seine vierte Grundannahme – die Rolle der Arterie ist essenziell – spielt in meinem ärztlichen Handeln keine Rolle.
Seit dem Jahr 2012 übernehmen in Deutschland einige Krankenkassen einen Teil der Behandlungskosten, wenn von ärztlicher Seite eine Bescheinigung über die Notwendigkeit einer osteopathischen Behandlung ausgestellt wird. Dies tun sie jedoch nicht, weil es einen Nachweis für die Wirkung der Osteopathie gibt, sondern um damit zu werben. Allerdings muss ich nach all den Jahren meiner Berufserfahrung zugestehen, dass manch funktionell denkender Osteopath ein besseres Verständnis vom Bewegungsapparat hat als so mancher orthopädischer Facharzt.

Yoga und Pilates

Früher habe ich Yoga und Pilates gern despektierlich als gemeinschaftliches Hecheln bezeichnet. Nun gut – ich war

Mitte 20 und stand in der Blüte meines sportlichen Daseins. Jetzt, wo ich seit über 20 Jahren meine Patienten begleite und den körperlichen Verfall an mir selbst erfahren habe, weiß ich, dass beide Bewegungsformen einen positiven Einfluss auf unseren Körper haben. Je nach Beschwerdesymptomatik empfiehlt sich eher die eine oder die andere.

Worin sich Yoga und Pilates unterscheiden

Die Grundgedanken des Yoga umfassen Meditation, Konzentration, Atmung und kontrollierte Bewegung. Der Körper soll mit der Seele in Einklang gebracht werden, was uns dazu bringt, den Stress und die Sorgen des Alltags auszublenden. Beim Pilates hingegen wird die Körpermitte gestärkt, gleichzeitig werden Körperhaltung und Flexibilität gefördert. Dies geschieht durch kontrollierte Bewegungen in Verbindung mit bewusster Atmung.

Yoga stammt aus Indien und entwickelte sich von dort aus über tausende von Jahren stetig weiter. Die Wurzeln seiner Philosophie liegen im Hinduismus und im Buddhismus. Pilates hingegen entstand im 19. Jahrhundert, es wurde von Joseph Pilates als Kräftigungsprogramm entwickelt. Während beim Yoga die Muskelentspannung im Vordergrund steht, werden beim Pilates-Training die tiefliegenden Muskelgruppen angesprochen und trainiert.

Während Yoga sich primär dazu eignet, Stress zu bewältigen, Verspannungen zu lösen und eine bessere Beweglichkeit zu erreichen, werden beim Pilates die kleinsten Muskeln trainiert, wie zum Beispiel die tiefen Bauch-, Beckenboden- und Rückenmuskeln. Dadurch wird die Muskelkraft verbessert, ebenso die Körperhaltung und die Körperwahrnehmung. Wer sich nicht zwischen den Bewegungsformen entscheiden kann, der macht am besten beides.

FUN-FACT

Wie oft höre ich von Männern, Yoga und Pilates sei doch nur was für Frauen. Das ist FALSCH. Beides wurde ursprünglich von Männern entwickelt. Und auch die Übungen in diesem Ratgeber beinhalten Yoga- und Pilates-Elemente.

Sport bei Nackenschmerzen

Die richtige Haltung, die richtige Bewegung und ausreichender Bewegungsausgleich sind in der Behandlung von Nackenschmerzen immens wichtig. Das habe ich in diesem Ratgeber bereits deutlich gemacht.

Darüber hinaus steht es jedem frei, sportlich aktiv zu werden. Als Sport-

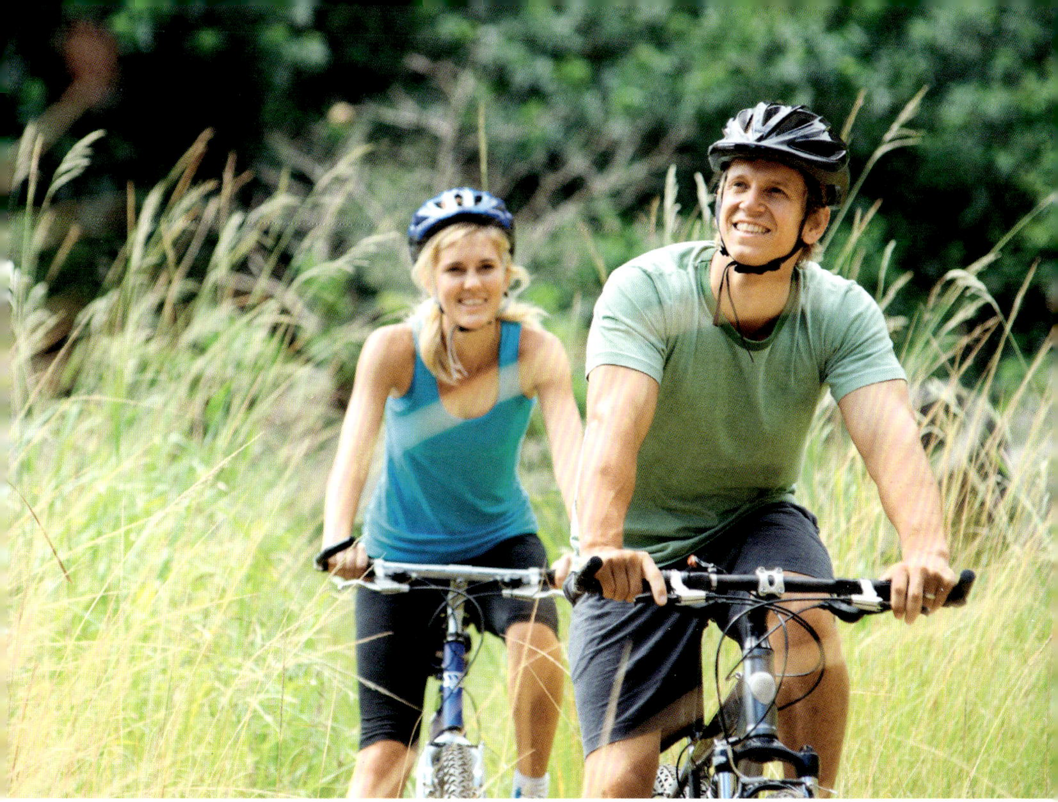

mediziner freue mich natürlich über jeden, der Sport treibt. Mit einem stabilen und gut beweglichen Nacken kannst du jede Sportart machen. Ist dein Nacken hingegen schwach und seine Beweglichkeit eingeschränkt, dann solltest du gewisse Sportarten vermeiden. Insbesondere Sportarten, die mit schnellen Abstoppbewegungen, Richtungswechseln und Beschleunigungen einhergehen – also fast alle Ballsportarten –, sind kritisch zu betrachten. Denn hierbei besteht die Gefahr, dass die instabile Muskulatur überlastet wird, was schmerzhafte Verspannungen zur Folge haben kann. Gleichzeitig werden durch eine geschwächte Muskulatur die vielen kleinen Gelenke, die Bänder und Bandscheiben stärker belastet, da die stabilisierende Pufferfunktion der Muskulatur reduziert ist.

Wenn der Nacken (noch) nicht so stabil ist

Wenn deine Nackenmuskulatur noch geschwächt ist, solltest du eine „Geradeaussportart" wie Laufen, Schwimmen oder Radfahren wählen. Natürlich geht

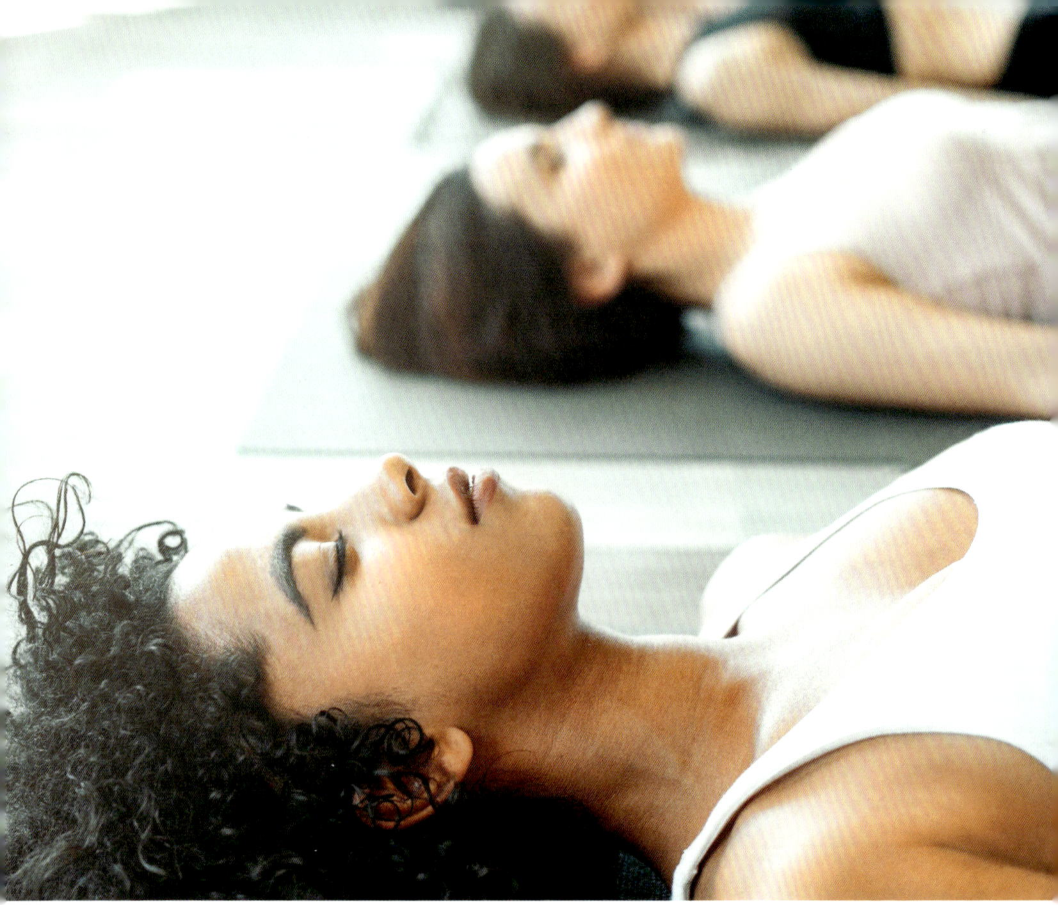

auch Rudern, Kanufahren oder Walking mit und ohne Stöcke. Wichtig ist, dass die Bewegung bei diesen Sportarten gleichmäßig ist und keine Überraschungen bietet.

Mein Sport-Tipp für einen gesunden Nacken: Geh zum Paartanz. Es gibt nur wenige Sportarten, bei denen die Körperhaltung so wichtig ist wie beim Tanzen. Der Körper wird gestreckt und dauerhaft in Spannung gehalten. „Erhobenen Hauptes" steht man dem Partner oder der Partnerin gegenüber, Nachlässigkeiten werden nicht geduldet. Man braucht dafür keine besonderen sportlichen Fähigkeiten und ganz nebenbei hat das Ganze einen psychologischen Effekt: Tanzen macht Spaß. Das fand ich schon als 16-Jähriger, als ich alle Tanzkurse absolviert habe, und so ist es heute noch. Auch wenn ich bis dato noch nicht zu „Let's Dance" eingeladen wurde.

Entspann dich mal

Ständige Nackenschmerzen schlagen irgendwann aufs Gemüt und die gestresste Seele kann Nährboden für weitere, eventuell noch schlimmere Nackenschmerzen sein. Wir stehen unter Strom – und unsere Muskulatur reagiert darauf. Im Kapitel über die Stressreaktion (siehe Seite 20 f.) habe ich das bereits beschrieben: Der Körper macht sich bereit, zu flüchten oder anzugreifen. Dafür spannen sich unter anderem die Muskeln an. Da wir heute in der Regel weder kämpfen noch um unser Leben rennen, kommt es nicht zur Entspannung. Wenn Anspannung und Schmerz länger anhalten und chronisch werden, geht irgendwann das Gefühl für die Anspannung verloren. Kommen in dieser Situation noch Existenzängste oder andere Sorgen hinzu, wird es immer schwieriger, sich zu entspannen. Um Nackenschmerzen und die gedankliche Anspannung herunterzufahren, musst du aus der gefährlicher Daueranspannung der Muskulatur herauskommen. Daher ist Entspannung ein Aspekt meiner Manke-Methode (siehe Seite 48 f.).

Progressive Muskelentspannung nach Jacobson

Im Zuge meiner Rückenschmerzen habe ich es mit der progressiven Muskelentspannung (PME) nach Jacobson zumindest in Teilen geschafft, auf körperlicher und seelischer Ebene wieder locker zu lassen. Diese Methode wurde in den 1920er-Jahren von dem amerikanischen Arzt Edmund Jacobson entwickelt. Sie ist wissenschaftlich gut erforscht und leicht zu erlernen. Meine Patienten mit Beschwerden im gesamten Wirbelsäulenbereich nutzen dieses Verfahren begleitend zu ihrer Behandlung.

Das Prinzip ist so einfach, dass sogar wir Männer es verstehen: Es werden nacheinander einzelne Muskelgruppen von Kopf bis Fuß für einige Sekunden angespannt. Danach lässt man wieder locker und spürt dem gelösten Zustand nach. Jede Anspannungsphase dauert üblicherweise 5 bis 10 Sekunden, die Entspannungsphasen dauern jeweils 20 bis 30 Sekunden. Während der Anspannung atmest du ein, beim Entspannen atmest du aus und konzentrierst dich darauf, wie sich die entspannte Muskelgruppe anfühlt.

Durch die genaue Wahrnehmung, wie sich die An- und Entspannung jeweils anfühlt, verbesserst du deine Körperwahrnehmung. Wenn du geübt bist, kannst du deine Muskeln lockern, wann immer du willst.

Es gibt viele CDs und Filmchen zu der Methode, doch Anfängern empfehle ich, sie in einer kleinen Gruppe mit einem Trainer zu erlernen.

Und falls die PME nichts für dich ist: In meinem Buch „Doktor Draußen" verrate ich dir, wie die Natur dich runterfahren kann.

MOTIVIERT BLEIBEN

Zu wissen, was zu tun ist, und sein Wissen umzusetzen, das sind oft zwei verschiedene Dinge. Daher ist ein wichtiger Punkt meiner Manke-Methode die mentale Einstellung: Durchhalten ist Kopfsache!

Du hast nun viel darüber gelesen, was du gegen Nackenschmerzen tun kannst bzw. wie du dafür sorgen kannst, dass sie gar nicht erst (wieder) entstehen. Im nächsten Kapitel stelle ich dir mein Übungsprogramm vor, das Übungen für jede Gelegenheit umfasst. Doch all das Wissen nützt nichts, wenn du es nicht umsetzt. Daher gebe ich dir hier noch ein paar Tipps, wie es dir gelingt, dranzubleiben.

Ziel: schmerzfrei leben

Wenn der Nacken schmerzt und jede Kopfbewegung schwerfällt, dann ist es alles andere als leicht, sich zu motivieren, gerade jetzt aktiv etwas zu tun. Dabei sollte es die größte Motivation sein, diese schrecklichen Schmerzen so schnell wie möglich loszuwerden. Als ich die stärksten Schmerzen im Lendenwirbelsäulenbereich hatte, war mein leitender Gedanke: bloß nicht diese Schmerzen ein Leben lang – und bloß keine Operation am Rücken. Schließlich wollte und will ich mein Leben möglichst unbeschwert genießen. Und das möchtest du doch bestimmt auch. Den Alltag mit all seinen Anforderungen schmerzfrei bewältigen, Dinge unternehmen, reisen, Neues entdecken. Dazu kommt, dass permanente Schmerzen oft nicht nur dich runterziehen, sondern auch dein Umfeld, deine Familie und deine Freunde, die dich leiden sehen und jammern hören.
Um Schmerzen effektiv entgegenzutreten, ist es nötig, den Lebensstil in einigen Punkten zu verändern. Und leider meldet sich hier oft der innere Schweinehund, fängt an zu bellen und zu jaulen und will dir das Leben schwermachen. Ich habe aber gelernt, dass man jeden Hund erziehen kann – und das gilt auch für deinen inneren Schweinehund. Dafür habe ich ein paar Tipps auf Lager.

Den inneren Schweinehund erziehen

Tipp 1: Dein Schweinehund bellt weniger, je mehr du ihn mit Bewegung fütterst. Also baue entsprechende Übungen und den erforderlichen Bewegungsausgleich in deinen Alltag ein.

Tipp 2: Setze die Erwartungen an dein Trainingspensum nicht zu hoch: besser einmal in der Woche trainieren als gar nicht. Also langsam starten – und mit der Zeit steigern. Gleiches gilt für deine Trainingsintensität.

Tipp 3: Fange mit kleinen Schritten an. Du musst nicht alles sofort perfekt machen – auch ich habe es nicht anders geschafft.

Tipp 4: Wie bereits an anderer Stelle gesagt: Lass dich von Rückschlägen nicht entmutigen. Der „Tanz-Effekt" heißt, es geht zwei Schritte nach vorn, dann mal wieder einen zurück, und dann wieder zwei nach vorn – aber letztlich geht es voran.

Tipp 5: Verknüpfe Dinge, die du dir angewöhnen möchtest, am besten mit festen Tätigkeiten in deinem Tagesablauf, zum Beispiel dem Aufstehen oder nach Feierabend. Wenn du zum Beispiel immer gleich nach dem Aufstehen eine kleine Kräftigungseinheit einbaust, wird das leichter zur Gewohnheit, als wenn du es nur auf deine To-do-Liste schreibst.

Tipp 6: Sprich mit Menschen, die sich mehr bewegen als du, und erfahre von ihnen, wie sie das geschafft haben. Ich bin mir sicher, fast alle werden sagen, dass es ihnen dadurch einfach besser geht und sie daher motiviert sind, dranzubleiben. Sich zu bewegen heißt, seinem Körper etwas Gutes zu tun.

Tipp 7: Sei achtsam hinsichtlich deines Körpers. Die Achtsamkeit für den eigenen Körper geht vielen Menschen in einem stressigen Alltag verloren – auch ich hatte damals den Blick dafür verloren. Achte auf deinen Körper und nicht auf deinen Schweinehund. Letzteren werden wir mit meinen Übungen vertreiben.

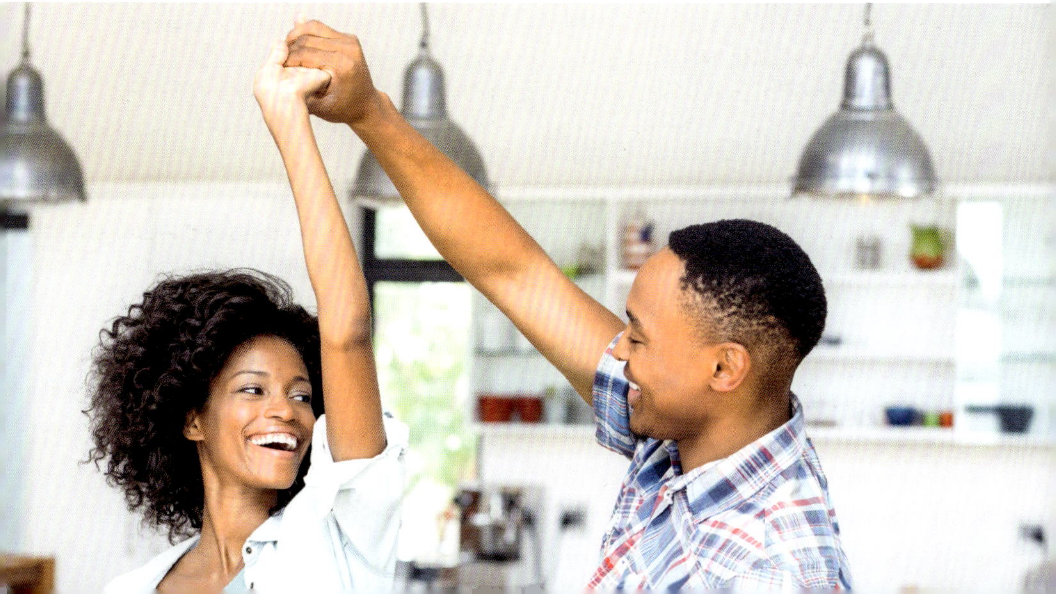

MEIN ÜBUNGS-PROGRAMM

Wer einen gesunden und schmerzfreien Nacken sein Eigen nennen möchte, der muss was dafür tun. Jeder kann sich für eine zielgerichtete Therapie mit körperlichem Training entscheiden, die langfristig die Beschwerden lindert.

ÜBUNGEN GEGEN NACKENSCHMERZEN

Die gute Nachricht ist: Du musst nicht besonders sportlich sein und brauchst kein teures Equipment, um mein Programm umzusetzen. Es beinhaltet Übungen unterschiedlicher Art und für jede Gelegenheit.

Mein Übungsprogramm

Wer mein Buch bis hierher aufmerksam gelesen hat, der weiß, dass es unterschiedliche Therapieformen gibt: Zum einen gibt es Übungen mit weniger Aufwand, die aber strenggenommen keinen nachhaltigen Effekt haben, sondern nur die akuten Schmerzen lindern. Zum anderen gibt es die zielgerichtete Therapie mit intensiverem Körpertraining, die langfristig den Nacken stärkt. Je nach Situation kann das eine oder das andere sinnvoll sein. Mein Übungsprogramm beinhaltet daher Übungen ganz unterschiedlicher Art – so kann jeder das für sich Passende auswählen.

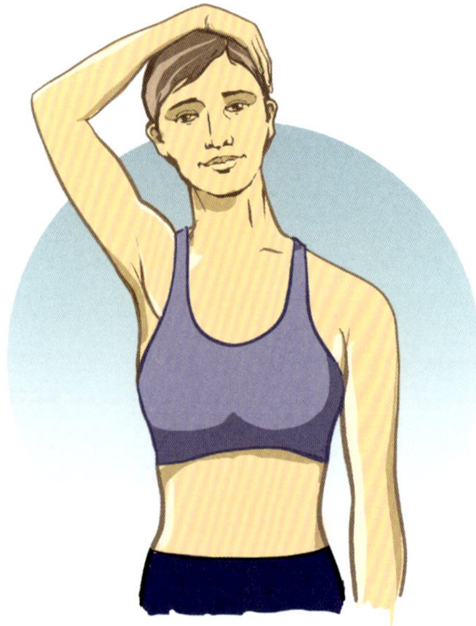

SOS-Soforthilfe (Seite 106–114)

Dein Nacken schmerzt und ist verspannt? Dann brauchst du meine SOS-Soforthilfe-Übungen. Diese haben das Ziel, die verspannte Muskulatur zu dehnen, zu lockern und die eingeschränkte Beweglichkeit möglichst schnell wieder zu verbessern. Einige Übungen enthalten Elemente aus dem Yoga.

Stabilisierungsprogramm (Seite 115–133)

Sind deine Schmerzen dank der SOS-Soforthilfe-Übungen reduziert und kannst du dich wieder besser bewegen, solltest du deinen Nacken stabilisieren. Mit anderen Worten: Er muss jetzt gekräftigt werden, damit er künftig für die normalen Herausforderungen des Alltags besser gewappnet ist. Dafür empfehle ich dir, jeden Tag (nur) zwei Übungen dieser Kategorie zu machen – das aber über mehrere Wochen. Hast du das geschafft, kannst du dich über einen trainierten Nacken freuen. Wichtig ist nur: Trainiere konsequent!

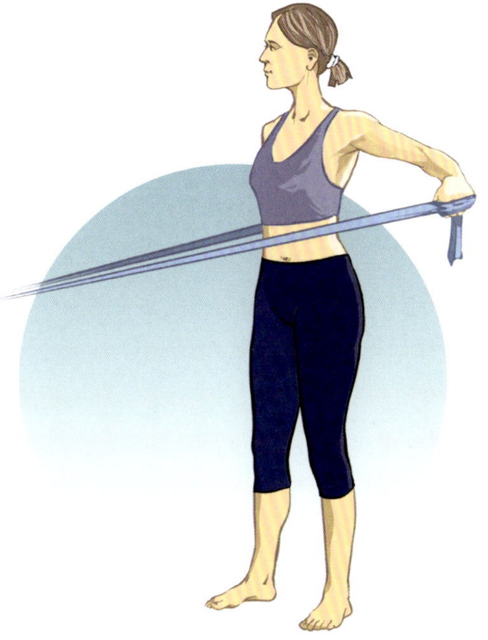

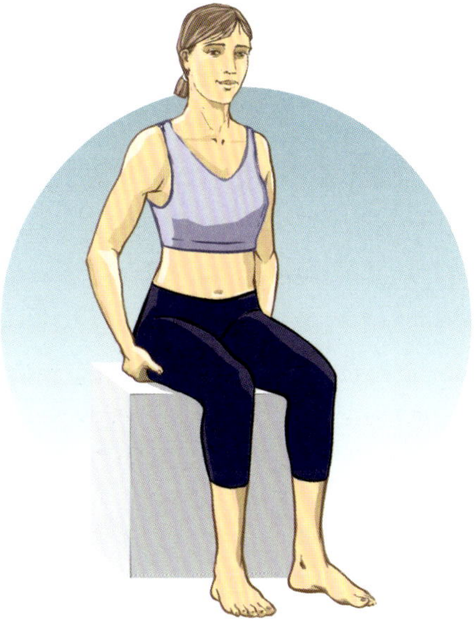

Erweitertes Core-Training (Seite 134–135)

Neben Kraft und Flexibilität im Nacken, sind die Core-Stabilität sowie die Propriozeption (= Tiefensensibilität) für einen gesunden Bewegungsapparat unabdingbar. Mittels Beckenboden- und Core-Übungen trainieren wir das Fundament unserer Wirbelsäule, während das Training der Tiefenwahrnehmung für eine bessere Ansteuerung unserer Muskulatur sorgt.

Das Programm umsetzen

In der Praxis brauchst du die SOS-Soforthilfe-Übungen im akuten Fall, du kannst sie aber auch jederzeit zwischendurch machen, wenn du das Gefühl hast, dass dein Nacken etwas verspannt ist. Das Stabilisierungsprogramm und das erweiterte Core-Training sollte jedoch fester Bestandteil deiner Trainingsroutine sein. Es dauert seine Zeit, bis sich solche Änderungen etablieren, im Kapitel „Motiviert bleiben“ (siehe Seite 98 f.) haben wir bereits darüber gesprochen. Aber es ist gar nicht so schwer, du darfst dir nur nicht zu viel vornehmen.

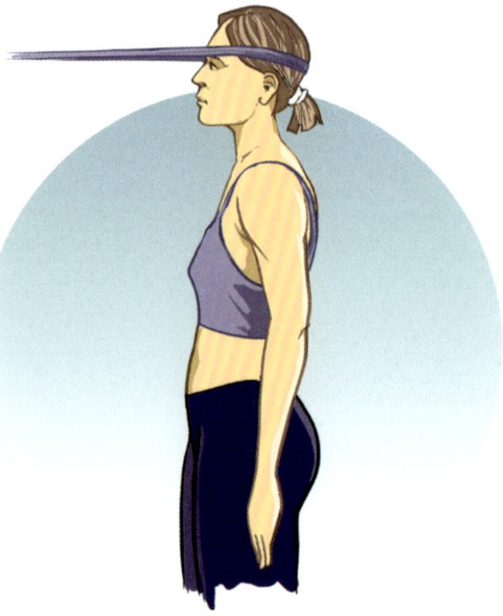

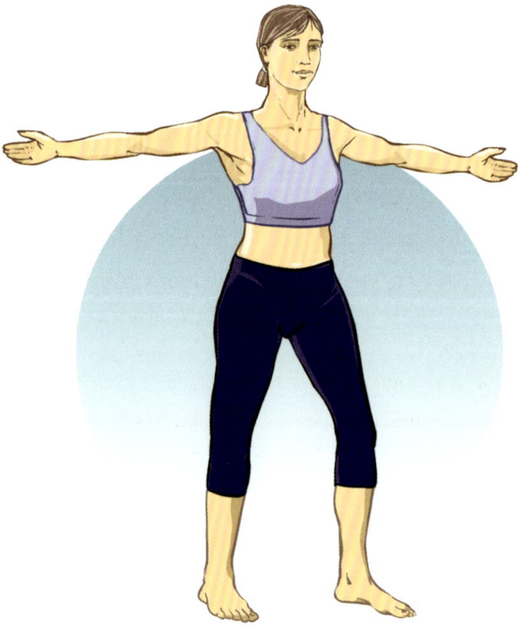

So kann es dir gelingen, die Übungen in deinen Alltag einzubauen und dranzubleiben:
Suche dir aus meinen drei Programmen zwei Übungen aus, die du eine Woche lang täglich machst. Wenn du weiter Spaß daran hast, mache sie gerne länger. Ansonsten suchst du dir zwei neue Übungen aus, die du wieder eine Woche lang machst. Mit der Zeit kristallisieren sich bestimmt Lieblingsübungen heraus, die du häufiger in deine Trainingsroutine einbaust und mit neuen Übungen kombinierst. Oder du bleibst beim wöchentlichen Wechsel. So oder so: Auf jeden Fall bleibt dein Training abwechslungsreich und deine Muskeln werden immer wieder neu angesprochen. Das Wichtigste ist nämlich, keine Langeweile aufkommen zu lassen und immer schön in Bewegung zu bleiben!

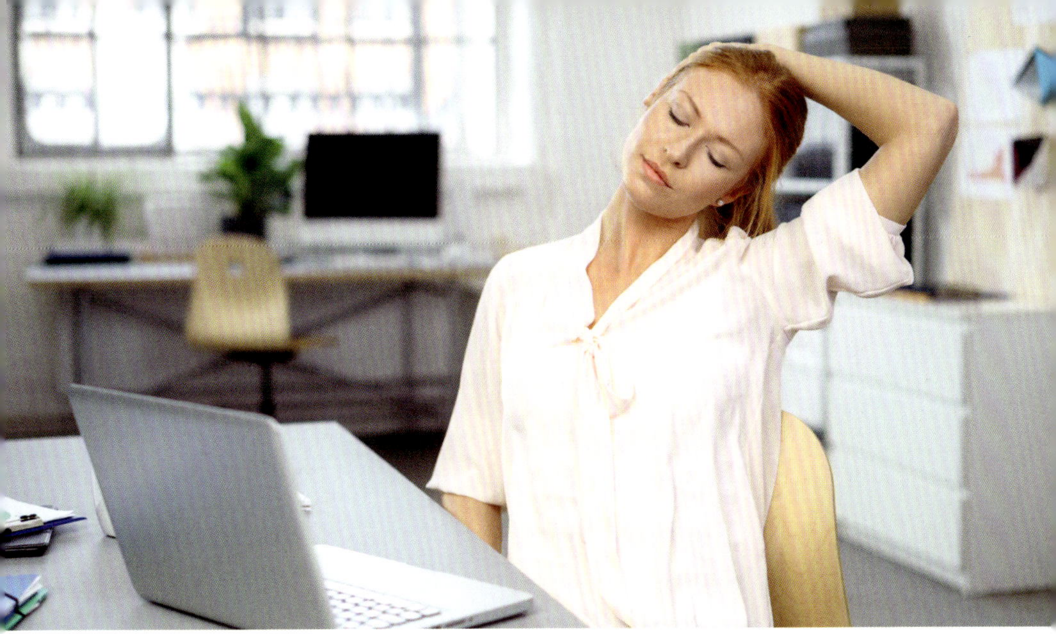

Büro-Workout für den Nacken

Mache aktive Pausen im Büro, ein paar Minuten genügen. Damit du es nicht vergisst, kannst du dich von einem Wecker daran erinnern lassen. In meinem Übungsprogramm sind alle Übungen, die sich auch zwischendurch am Schreibtisch durchführen lassen, mit diesem Icon gekennzeichnet:

Perfekte Übung fürs Büro

Auto-Workout für den Nacken

Auch wenn wir im Auto sitzen, neigen wir dazu, den Nacken zu verspannen. Bei längeren Fahrten solltest du Pausen einlegen, um auszusteigen und dich etwas zu bewegen. Auch in meinem Programm findest du eine passende Übung: den „Nackenstärker an der Wand" (siehe Seite 133). Die Variante „Level 1" kannst du auch prima im Auto machen. So nutzt du die Zeit an der roten Ampel oder im Stau gleich für deine Gesundheit! Den Kopf dafür nicht wie in der Übung beschrieben gegen die Wand, sondern gegen deine Kopfstütze drücken.
Und zum Schluss habe ich noch eine weitere tolle Nackenübung im Auto für dich parat: Stemme deine Schultern gegen die Rückenlehne, der Oberkörper wird dadurch automatisch Richtung Lenkrad gedrückt.
Du siehst: Für deinen Nacken kannst du immer und überall etwas tun!

DEHNUNG DER NACKENMUSKELN

Diese Übung dehnt die kurzen Nackenmuskeln, wodurch sie elastischer werden. Das fördert die Durchblutung und sorgt für eine schnelle Entlastung bei akuter Nackenverspannung.

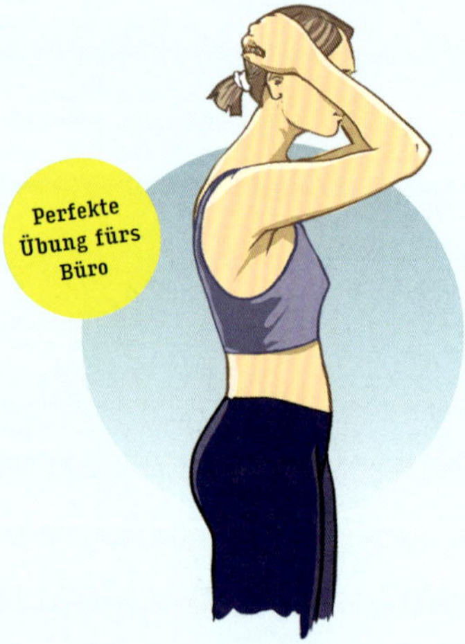

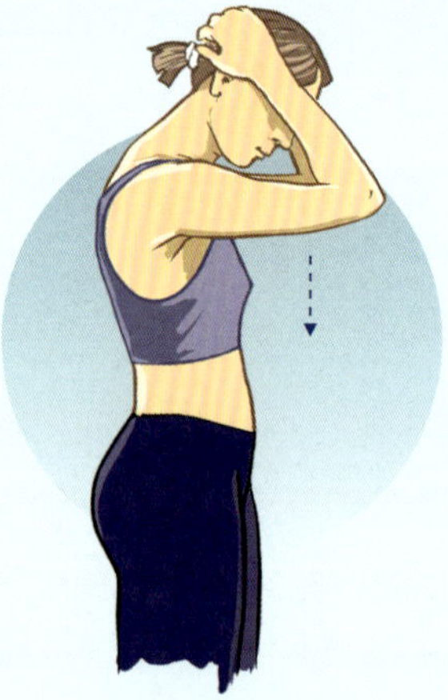

1. Setze oder stelle dich aufrecht hin. Lege die Hände in den Nacken, sodass sich die Daumenballen an dem kleinen Knochen hinter dem Ohr befinden. Ziehe die Ellenbogen vor dein Gesicht.

2. Ziehe nun den Kopf mit den Händen nach unten, sodass sich dein Kinn dem Brustbereich annähert. Achte darauf, dass die Schultern unten bleiben.

TIPP: Wiederhole die Übung 2-mal und halte die Dehnung jeweils 1 Minute.

DEHNUNG DER SEITLICHEN NACKENPARTIE

Bei akuten Schmerzen ist sanftes Dehnen der erste wichtige Schritt, um den Muskelverkürzungen entgegenzuwirken und die Bewegungsfreiheit nach und nach wieder herzustellen.

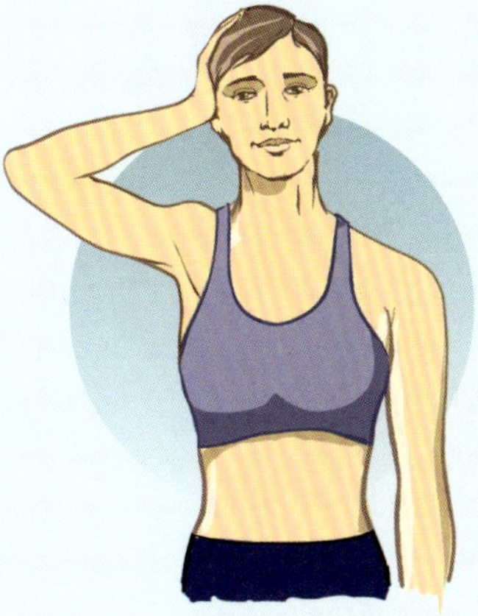

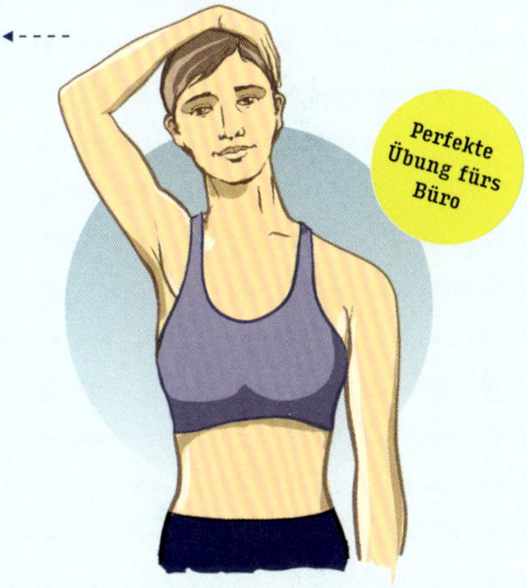

1. Setze oder stelle dich aufrecht hin. Neige den Kopf so weit es geht zur Seite. Dann hältst du deine Hand als Widerstand dagegen und drückst 10–15 Sekunden.

2. Führe danach deine Hand über deinen Kopf und lege sie seitlich am Kopf ab. Ziehe deinen Kopf mit der Hand sanft in die eingeschränkte und schmerzende Richtung.

TIPP: Wiederhole diese Übungsabfolge so oft, bis du die maximale Seitneigung wieder erreichst. Hab Geduld – das kann eine Weile dauern ...

NACKENROLLER

Der Nackenroller ist eine prima Akuthilfe und eine gute Ergänzung zu den vorherigen Dehnübungen, um den (eingeschränkten) Bewegungsradius wieder zu erweitern.

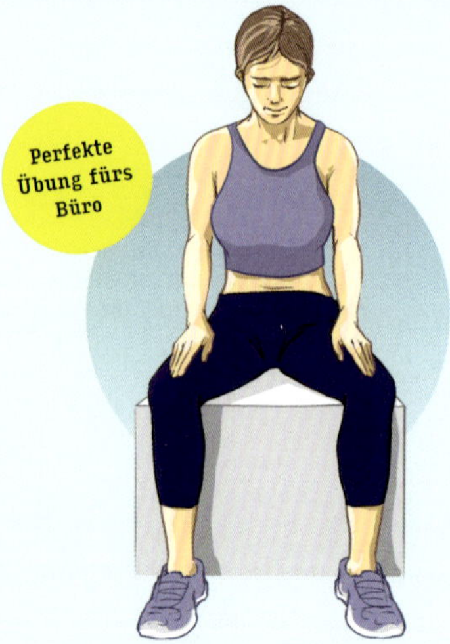

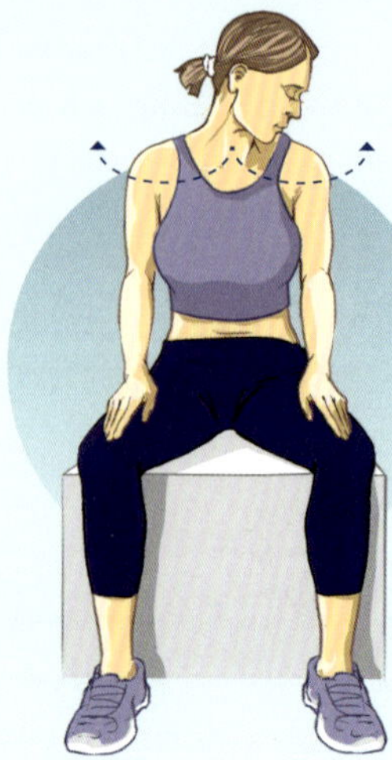

1. Setze dich aufrecht auf einen Stuhl, die Beine stehen etwa hüftbreit auseinander, die Hände legst du locker auf den Oberschenkeln ab. Neige dein Kinn zum Brustbereich.

Drehe nun deinen Kopf langsam nach rechts und anschließend nach links. Wiederhole diese Bewegung 1–2 Minuten lang.

TIPP: Ganz wichtig: Drehe nie mit nach hinten geneigtem Kopf und lasse ihn auch nicht wie ein Kreisel über dem Oberkörper rotieren.

HALS-NACKEN-MASSAGE

Eine Massage ist immer eine Wohltat – wenn der Nacken schmerzt, umso mehr. Gerade als Akuthilfe können die sanften Streicheleinheiten die schlimmsten Schmerzen lindern.

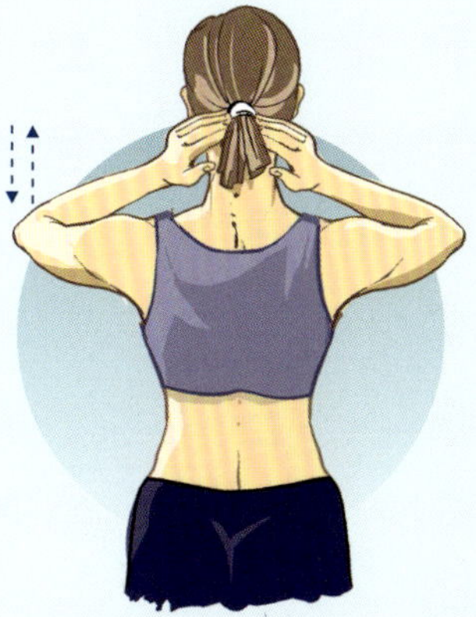

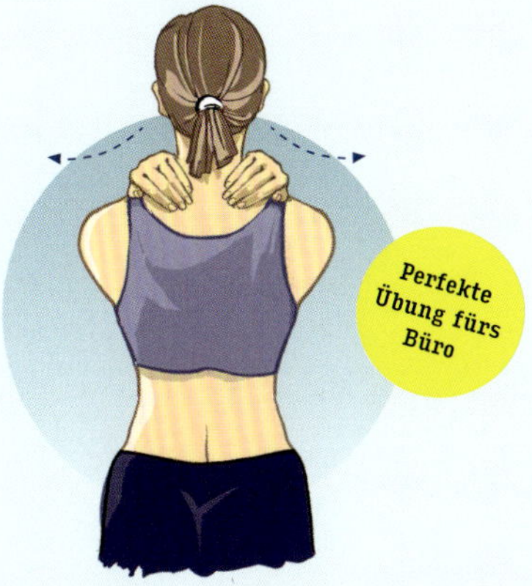

1. Massiere dich selbst, indem du deine Finger mit leichtem Druck über die verspannte Muskulatur am Hals streichst und dabei die einzelnen Muskelverläufe abfährst. Wo du verhärtetes Gewebe spürst, verstärke den Druck.

2. Lege nun deine Hände auf deine Nackenpartie und streiche auch hier mit leichtem Druck über die verspannten Muskeln. Verstärke den Druck deiner Massage ein wenig, wenn du verhärtetes Gewebe ertastet.

TIPP: Eine Massage der Hals- und Nackenpartie von deinem Partner oder deiner Partnerin ist natürlich genauso wirksam. Also: Lass dir ruhig mal etwas Gutes tun!

DER DEBLOCKIERER

Mit dieser Übung löst du Blockaden und Verspannungen der Schulterblätter. Gleichzeitig öffnest du deinen Brustkorb und mobilisierst damit die Brustwirbelsäule.

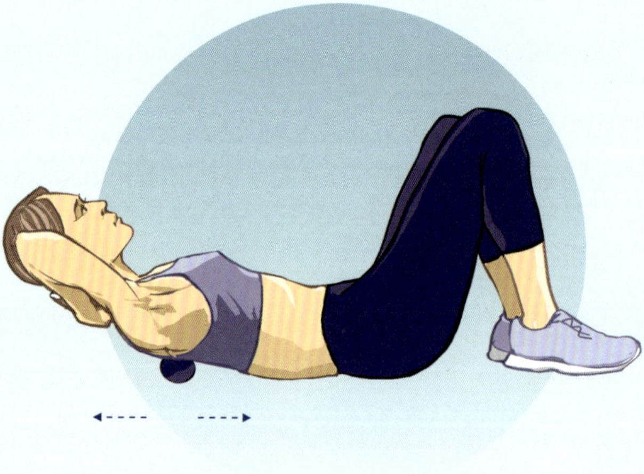

1. Nimm dir zwei Tennisbälle, stecke sie in eine Socke und knote diese zu.

2. Lege dich auf den Rücken, die Beine sind angewinkelt und die Füße stehen hüftbreit auf dem Boden.

3. Schiebe nun die Tennisbälle rechts und links der Wirbelsäule auf Höhe des Schulterblatts zwischen dich und den Boden.

4. Die Arme sind angewinkelt und dein Kopf liegt in deinen Händen ab. Dein Blick geht zur Decke.

5. Halte diese Position etwa eine Minute. Beginne dann deinen Körper vorsichtig vor- und zurückzurollen.

TIPP: Diese Übung keinesfalls an der Halswirbelsäule durchführen!

AUFDEHNUNG DER BRUSTMUSKULATUR

Im Alltag bewegen wir uns von Natur aus oft asymmetrisch, beispielsweise beim Gehen. Auch hier nutzen wir die Asymmetrie, um die Brust- und vordere Schultermuskulatur zu trainieren.

1. Stelle dich aufrecht hin, die Füße hüftbreit auseinander. Strecke deine Hände auf Brusthöhe nach vorne aus und lege die Handflächen aneinander.

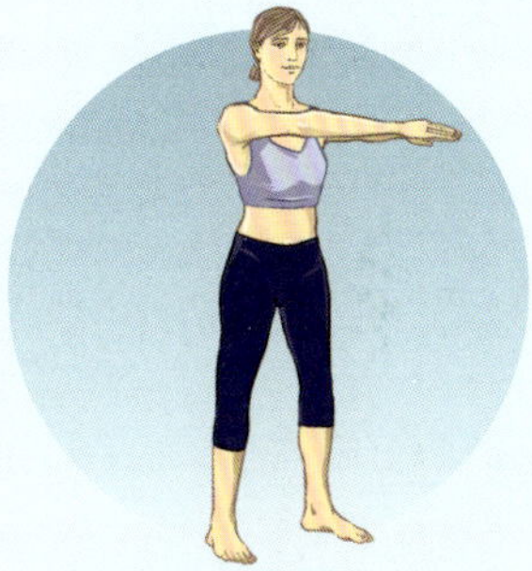

2. Bewege nun deine gestreckten Arme in einer Diagonalen auseinander: den rechten Arm nach oben rechts, den linken Arm nach unten links.

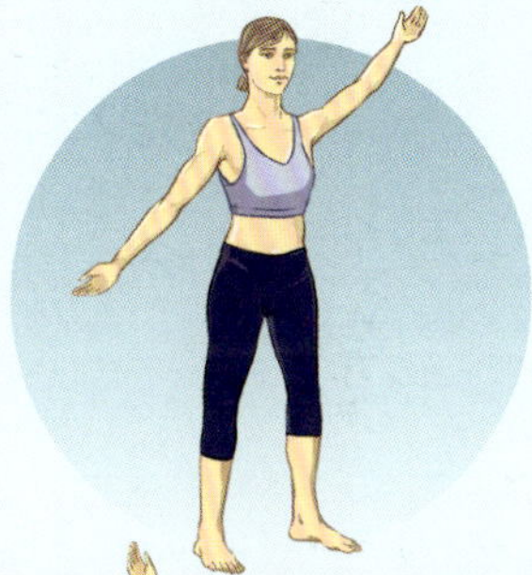

3. Führe dann die Arme wieder in die Ausgangposition zurück und wechsle dann die Seite: der linke Arm geht nach oben rechts, der rechte nach unten links.

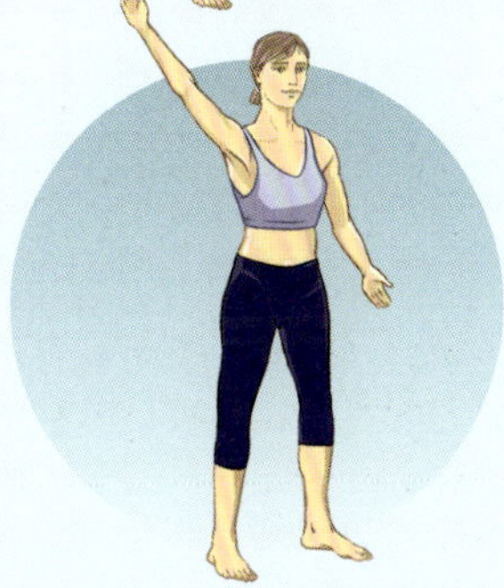

TIPP: Wiederhole diese Übung insgesamt 12-mal. Dein Blick folgt immer dem sich nach oben bewegenden Arm, sodass sich auch dein Kopf abwechselnd nach links und nach rechts bewegt.

DIE HALTUNG DES KINDES MIT DREHUNG (YOGA)

Diese Übung konzentriert sich auf die Dehnung, Flexibilität und Entspannung der Wirbelsäule. Gleichzeitig kannst du damit Stress abbauen und sogar deine Verdauung verbessern.

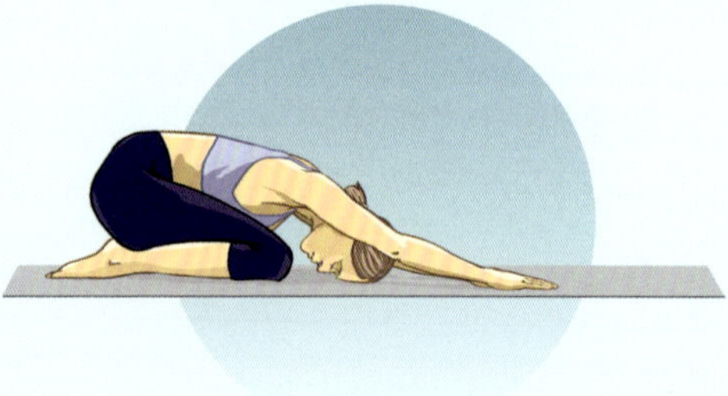

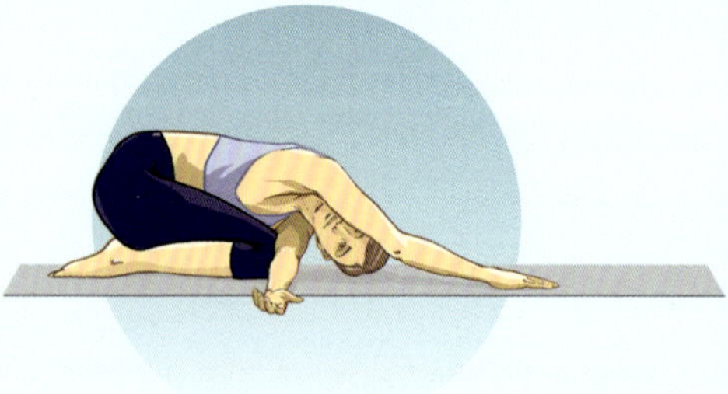

1. Setze dich im Fersensitz auf eine (Yoga-)Matte und positioniere die Knie mattenbreit auseinander. Lege deinen Oberkörper auf dem Boden ab und strecke deine Arme lang nach vorne aus, die Hände liegen flach auf dem Boden. Die Stirn berührt den Boden.

2. Lasse deinen Körper schwer werden und entspanne deine Hände, Unterarme und Schultern. Halte diese Position etwa 30 Sekunden.

3. Hebe dann deinen Kopf leicht an, fädle deinen linken Arm unter dem rechten durch, lege die rechte Hand wieder flach am Boden ab und komme mit der linken Schläfe zu liegen. Entspanne dich und atme einige Male tief ein und aus. Danach wechsle die Seite.

KATZE-KUH-ÜBUNG (YOGA)

Der Wechsel von Rund- und Hohlrücken ist eine einfache Art, den Rücken zu mobilisieren, Verspannungen zu lösen und die Hals- und Nackenmuskulatur zu entspannen.

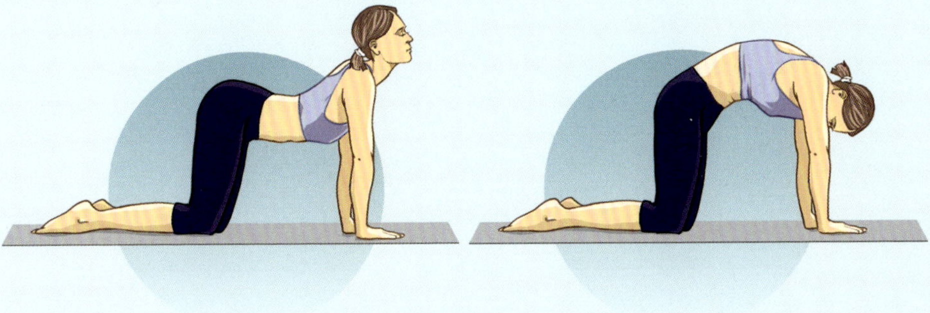

1. Begib dich in den Vierfüßlerstand. Die Arme und Oberschenkel stehen senkrecht auf der (Yoga-)Matte und sind schulter- bzw. hüftbreit geöffnet. Fächere deine Finger weit auf – das sorgt für Stabilität. Gehe nun in ein Hohlkreuz, indem du den Blick zur Decke richtest und deine Sitzbeinhöcker ebenfalls nach oben ziehst.

2. Rolle anschließend dein Becken ein, ziehe den Bauchnabel nach innen und neige das Kinn Richtung Brust.

TIPP: Wiederhole den Wechsel von Rund- und Hohlrücken in fließenden Bewegungen 5- bis 10-mal.

MOBILISIERUNG DER NACKENMUSKELN

Diese Übung dient der Mobilisation und Koordination deiner Nackenmuskulatur.

Perfekte Übung fürs Büro

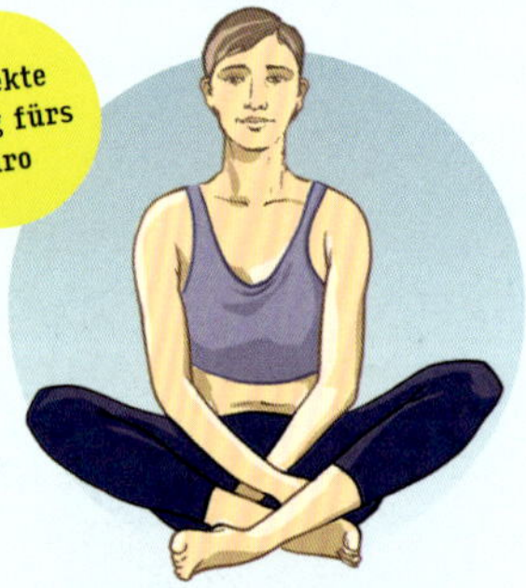

1. Setze dich aufrecht hin, lege die Hände locker in deinem Schoß ab. Achte darauf, dass die Schulter unten bleiben.

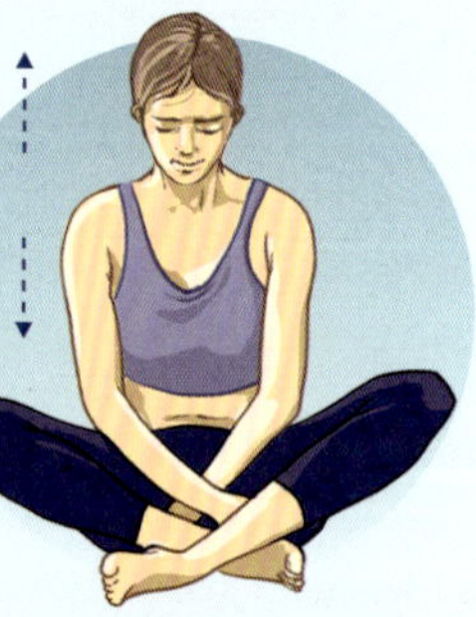

2. Bewege deinen Kopf wie beim Ja-Sagen langsam nach vorne und wieder zurück. Wiederhole diese Bewegung 1-2 Minuten lang.

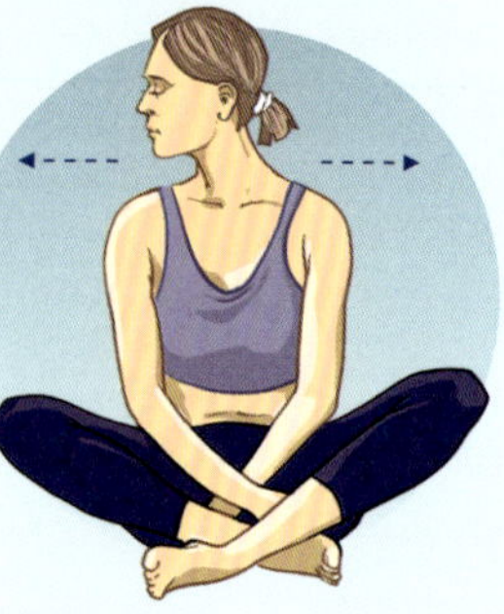

3. Bewege deinen Kopf nun langsam rechts und links wie beim Nein-Sagen. Wiederhole diese Bewegung ebenfalls 1-2 Minuten lang.

KRÄFTIGUNG DER KURZEN NACKENSTRECKER

Durch eine Minimalbewegung wird die rückseitige kurze Nackenstreckermuskulatur gekräftigt und die Propriozeption trainiert, indem der Kopf in einer Linie mit dem Körper gehalten werden muss.

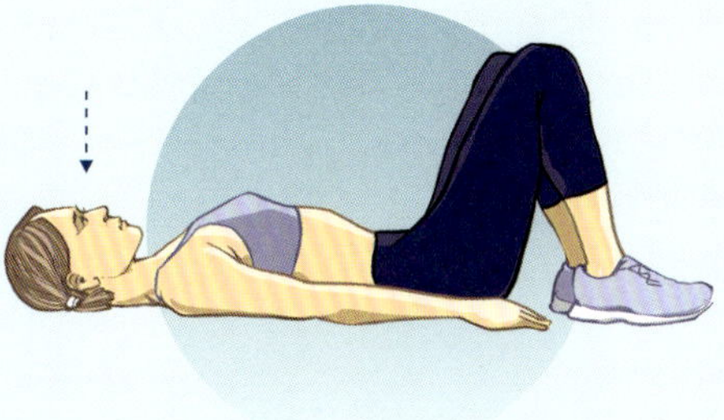

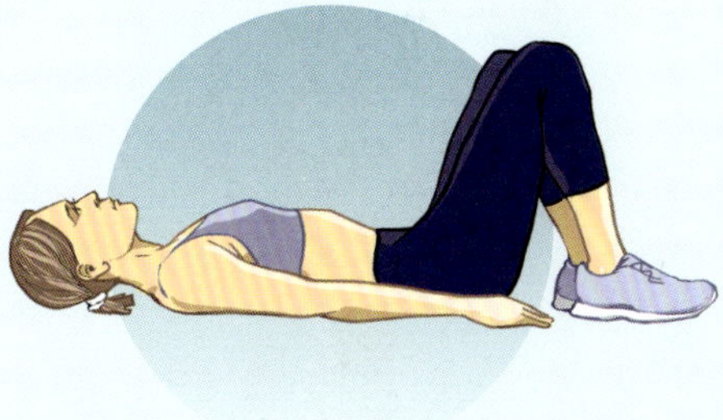

1. Lege dich auf den Rücken, die Beine sind angewinkelt und stehen etwa hüftbreit auseinander. Die Arme liegen entspannt neben dem Körper. Drücke nun den Kopf nach unten gegen den Boden, sodass die Schultern die Schultern nicht mehr mit vollem Gewicht auf dem Boden liegen. Halte die Position für 10 Sekunden.

2. Löse die Position, indem die Schultern wieder fest auf dem Boden zum Liegen kommen und der Kopf nicht mehr nach unten gedrückt wird.

TIPP: Wiederhole diese Übung 5-mal und halte die Position jeweils für 10 Sekunden.

KRÄFTIGUNG DER RÜCKSEITE I

Mit dieser Übung stärkst du die obere Rücken- und die hintere Schultermuskulatur – das sind beides wichtige Teamplayer für deinen Nacken!

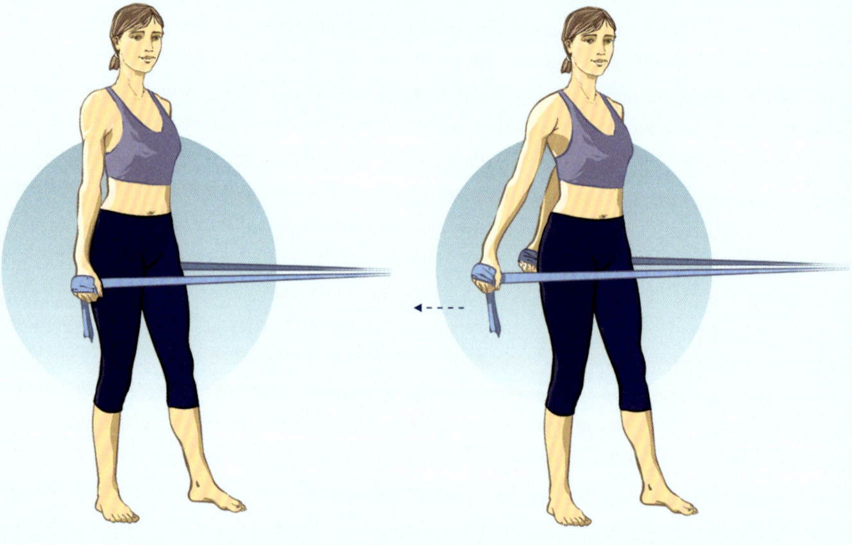

1. Wickle das Theraband etwa auf Hüfthöhe um einen festen Gegenstand. Umfasse mit jeder Hand ein Ende des Bandes.

2. Ziehe es dann mit gestreckten Armen hinter den Körper. Wichtig: Du bleibst dabei kerzengerade stehen!

3. Halte das Theraband für 1 Sekunde auf Spannung, löse diese dann wieder und ziehe das Band erneut nach hinten.

TIPP: Empfehlenswert sind bei dieser Übung 3 Sätze mit jeweils 15 Wiederholungen.

KRÄFTIGUNG DER RÜCKSEITE II

Unsere rückseitige Schultermuskulatur besteht aus vielen verschiedenen Muskelpartien. Um möglichst viele davon zu trainieren, zeige ich dir noch eine zweite Variante dieser Kräftigungsübung.

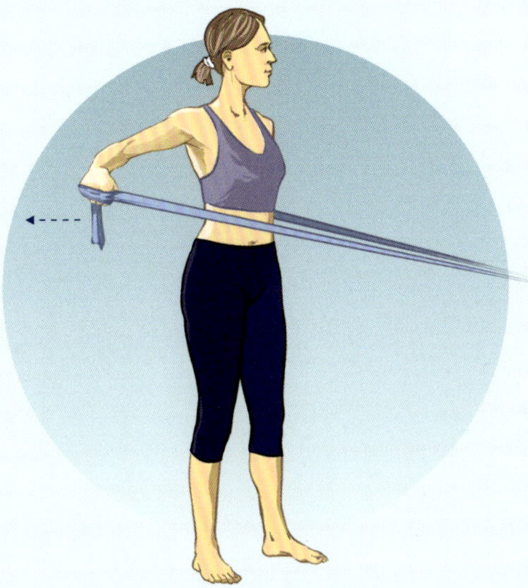

1. Wickle das Theraband etwa auf Hüfthöhe um einen festen Gegenstand. Halte das Band fest gespannt schräg hinterm Rücken.

2. Hebe die Hände aus dieser Position heraus seitlich so weit hoch, dass die gestreckten Arme einen 45-Grad-Winkel zu deinem Oberkörper bilden. Jetzt ziehst du die Arme nach hinten, der Körper bleibt dabei gerade.

3. Halte das Theraband für 1 Sekunde auf Spannung, löse diese dann wieder und ziehe das Band erneut nach hinten.

TIPP: Empfehlenswert sind bei dieser Übung 3 Sätze mit jeweils 15 Wiederholungen.

KRÄFTIGUNG DER KURZEN HALSMUSKULATUR

Für die nachfolgenden 3 Übungen benötigst du ein Theraband. Das ist eines meiner Lieblingstools, das ich meinen Patienten immer gerne zu Therapiezwecken empfehle.

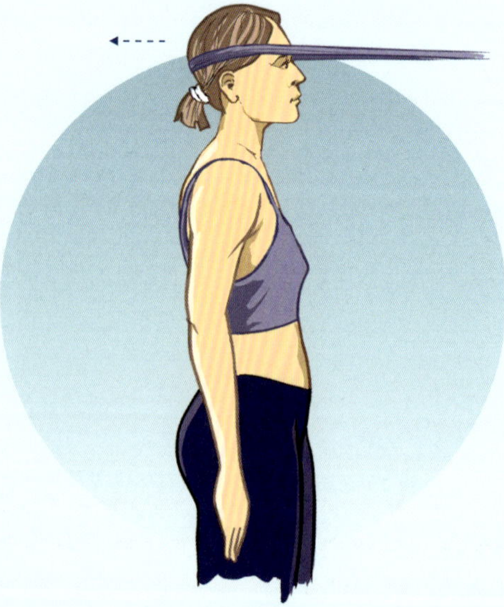

1. Befestige das Theraband etwa auf Augenhöhe an einem festen Gegenstand, z. B. an einem Treppengeländer oder einem Baumstamm. Achte darauf, dass das Band gut verknotet ist!

2. Spanne nun das Theraband um deinen Hinterkopf und mache minimale Kopfbewegungen nach hinten, ähnlich einer Taube beim Laufen. Halte den Kopf dabei senkrecht, neige ihn also weder nach vorne noch nach hinten.

TIPP: Empfehlenswert sind bei dieser Übung 3 Sätze mit jeweils 15 Wiederholungen.

DER LIEGENDE NACKENFLIEGER

Durch das kurzstreckige Anheben des Kopfes aktivieren wir die kurzen Nackenmuskeln, während die angehobenen Arme die rückseitige Brustwirbelsäulen- und Schultermuskulatur trainieren.

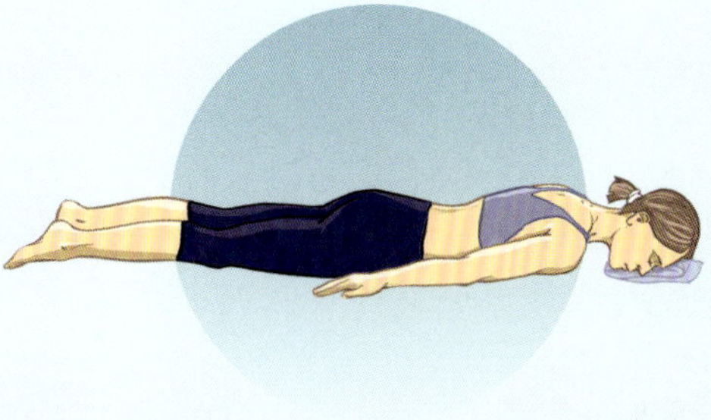

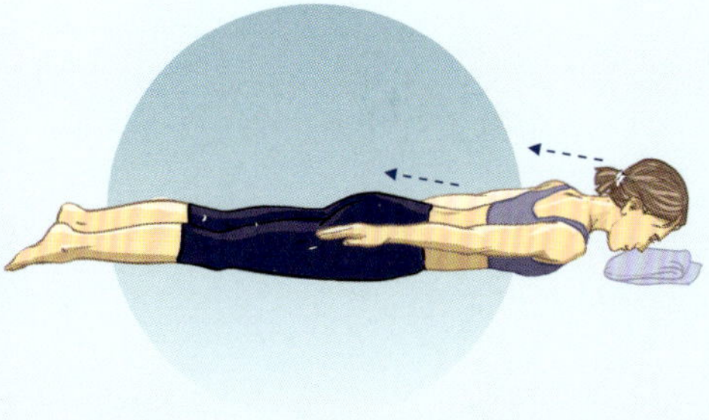

1. Lege dich auf den Bauch, die Arme liegen locker neben dem Körper, die Handflächen zeigen nach unten. Die Füße liegen etwa hüftbreit auf dem Boden ab.

2. Ziehe die Arme und Schultern nach hinten, hebe dabei Kopf und Arme leicht an, die Nasenspitze zeigt Richtung Boden. Halte die Spannung für 10 Sekunden.

TIPP: Wiederhole diese Übung 5- bis 10-mal.

ARME KREISEN, NACKEN STÄRKEN

Mit dieser Übung stärkst du deine Nacken- und Schultermuskulatur.

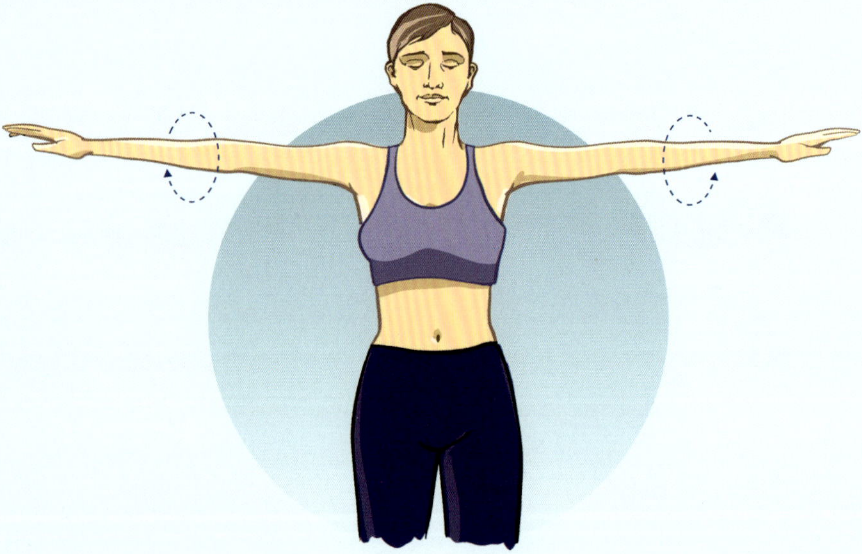

1. Stelle dich aufrecht hin, die Füße hüftbreit auseinander. Breite die Arme wie Flügel aus. Lasse nun beide Arme ganz locker von vorne nach hinten kreisen.

2. Wechsle dann die Richtung und kreise die Arme von hinten nach vorne. Achte darauf, dass die Schultern dabei unten bleiben und du sie nicht verkrampft nach oben ziehst. Anschließend kannst du die Arme auch gleichzeitig in gegensätzliche Richtungen kreisen lassen.

TIPP: Kreise die Arme 20-mal in jede Richtung.

SCHULTERN KREISEN UND HEBEN

Diese Übung hat gleich einen zweifachen Effekt: du mobilisierst deinen Schultermuskulatur und kräftigst einen Teil deiner Nackenmuskulatur.

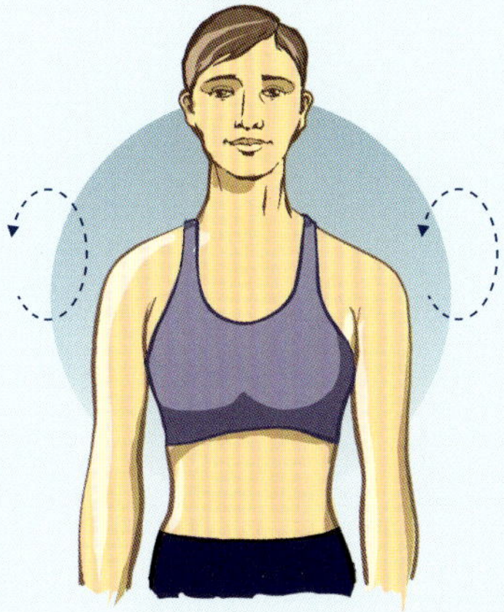

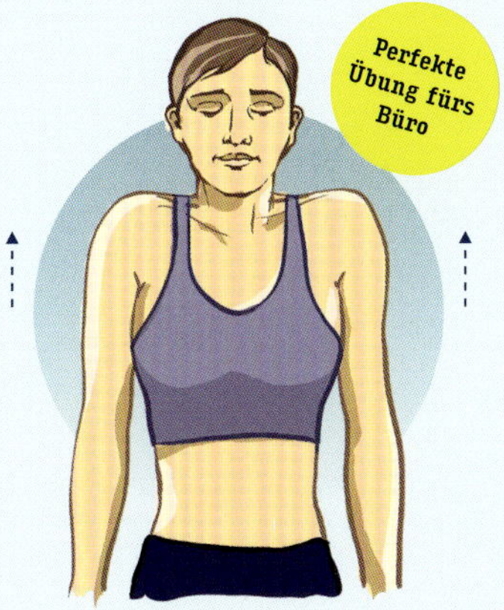

1. Setze oder stelle dich aufrecht hin. Kreise mit beiden Schultern von hinten nach vorne. Danach wechsle die Richtung: Die Schultern kreisen nun von vorne nach hinten. Zuletzt lässt du die Schultern abwechselnd kreisen. Jeweils 20-mal.

2. Ziehe nun die Schulten nach oben Richtung Ohren und halte die Spannung für 5 Sekunden. Danach lässt du die Schultern wieder zurücksacken. Wiederhole diese Bewegung 10-mal.

DER HIMMELGUCKER

Mit dieser Übung dehnst du die vordere Halsmuskulatur, wodurch der Nacken entlastet wird. Mit dem „Himmelgucker" lässt es sich auch prima zwischendurch mal abschalten ...

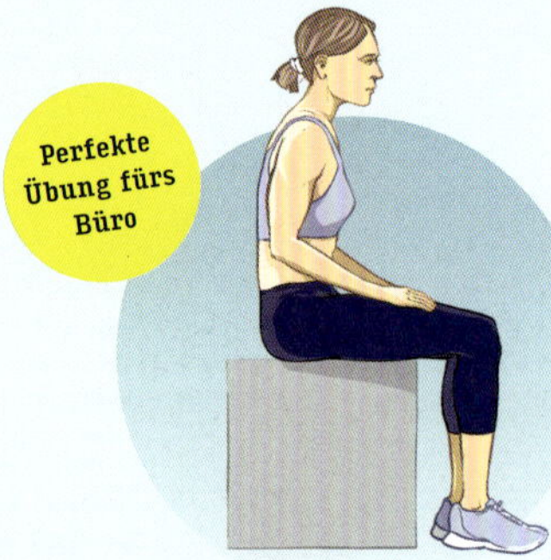

1. Setze dich aufrecht an die Vorderkante eines Stuhls. Die Beine bilden einen 90°-Winkel und deine Hände liegen auf den Oberschenkeln.

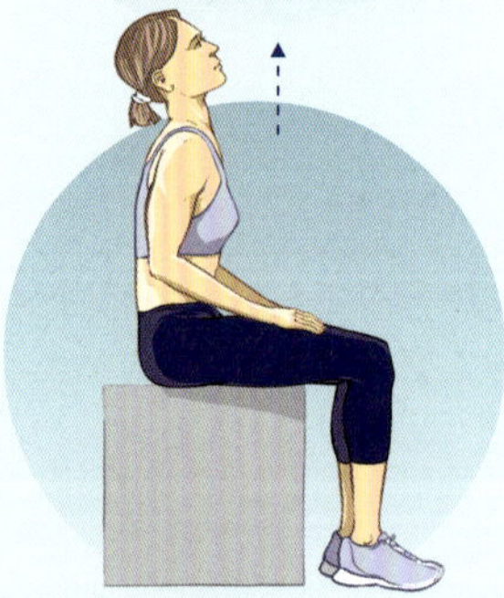

2. Lege den Kopf langsam in den Nacken. Halte diese Position für ca. 30 Sekunden.

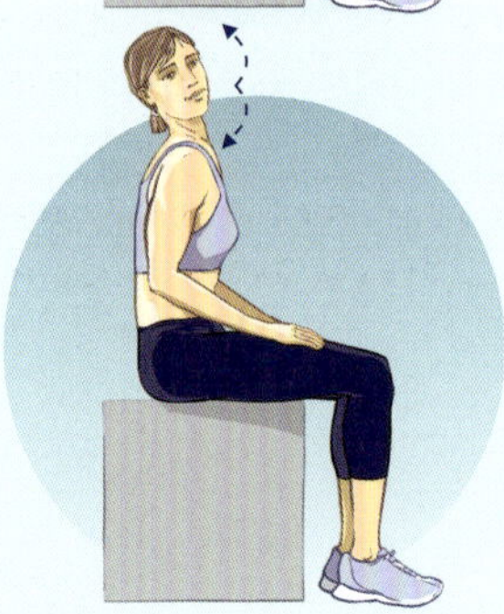

3. Neige dann den Kopf zur rechten Seite und drehe ihn in die gleiche Richtung. Halte auch diese Position für ca. 30 Sekunden. Richte den Kopf langsam wieder auf und wiederhole die Übung auf der linken Seite.

DIE RÜCKENFREIHEIT

Stärkst du deine Bauchmuskeln, stärkst du deinen Rücken – und der Nacken profitiert auch noch davon. Klarer Fall einer Win-Win-Situation für deine Gesundheit!

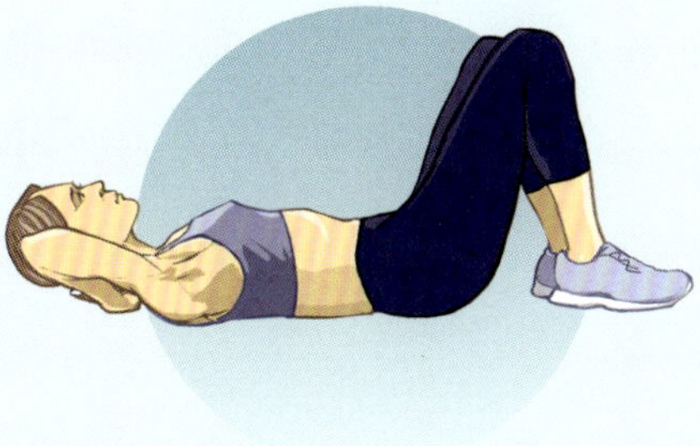

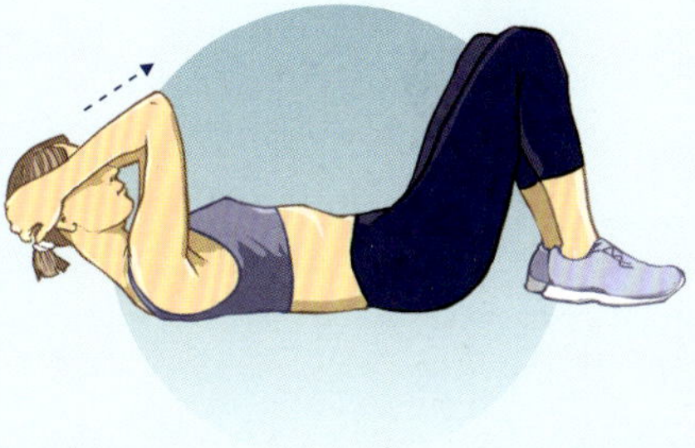

1. Lege dich auf den Rücken, die Beine sind angewinkelt und die Füße stehen hüftbreit auf dem Boden. Die Arme sind angewinkelt und dein Kopf liegt in deinen Händen ab.

2. Hebe deinen Ellenbogen an und ziehe den Kopf leicht nach vorne, lasse dabei noch etwas Platz zwischen Kinn und Brustbein. Halte diese Position ca. 20 Sekunden. Lege den Kopf danach langsam wieder ab.

TIPP: Wiederhole diese Übung 5- bis 10-mal. Achte dabei darauf, Hals und Nacken nicht zu verkrampfen, sondern hole die Kraft für die Vorwärtsbewegung aus deinen Bauchmuskeln.

DYNAMISCHE KRÄFTIGUNG

Diese Übung dient der Lockerung des Schultergelenks. Gleichzeitig wird die Muskulatur von Nacken, Schultern und oberem Rücken gekräftigt und die Brustmuskulatur aufgedehnt.

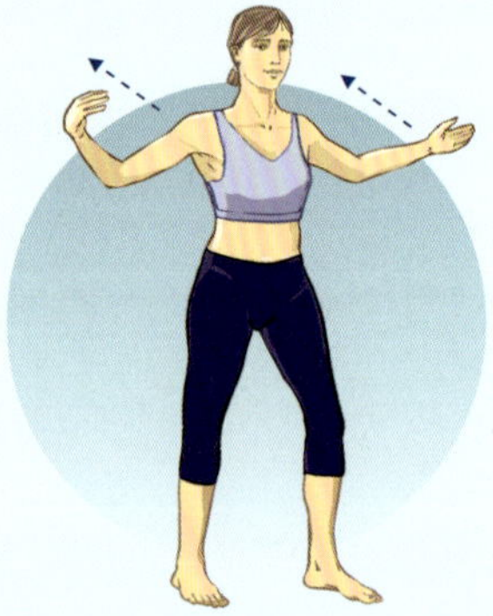

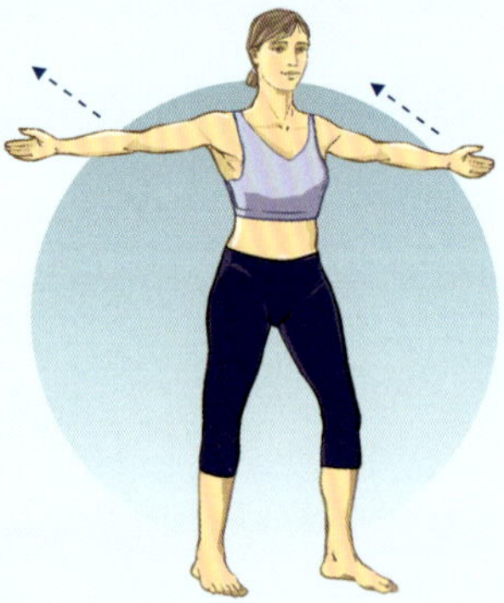

1. Stelle dich aufrecht hin, die Füße hüftbreit auseinander. Strecke deine Arme auf Brusthöhe nach vorne aus. Winkle nun die Ellenbogen an und bewege deine Arme so weit wie möglich nach hinten. Bringe sie dann wieder zurück in die Ausgangsposition.

2. Bringe nun deine gestreckten Arme so weit wie möglich nach hinten, bevor du sie wieder in die Ausgangsposition bringst.

TIPP: Wiederhole diese Übung insgesamt 12-mal und wechsle dabei die Variante mit den gebeugten und den gestreckten Armen ab. Achte bei der Übung darauf, dass du die Schultern nicht nach oben ziehst.

STABILISIERUNG DER AUFRECHTEN KÖRPERHALTUNG

Ein Bewusstsein für die ideale Positionierung der Schultern und des Kopfes schafft diese Übung. Zudem trainiert sie Muskelbereiche, die wir im Alltag zwar oft beanspruchen, aber selten isoliert anspannen.

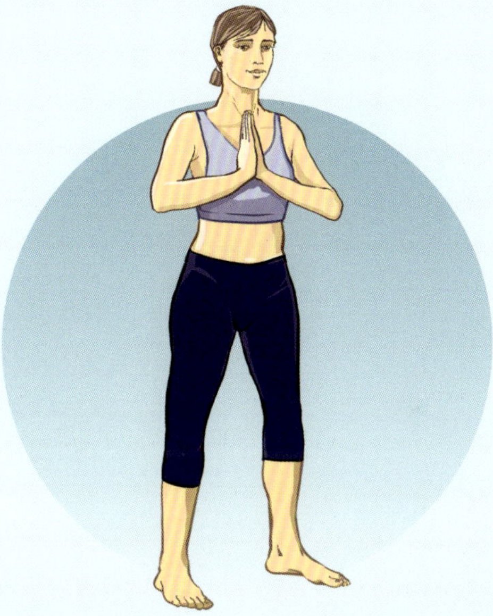

1. Stelle dich aufrecht hin, die Füße hüftbreit auseinander. Lege deine Handflächen auf Brusthöhe aneinander.

2. Ziehe nun die Schultern nach hinten und unten, indem du die Schulterblätter zusammenziehst.

3. Drücke dann die Handflächen aneinander. Halte diese Position für 10 Sekunden. Du wirst merken, dass deine gesamte Rückenmuskulatur angespannt ist.

TIPP: Wiederhole diese Übung 10-mal mit jeweils 5 Sekunden Pause dazwischen.

ISOMETRISCHE AUFRICHTUNG

Isometrische Übungen haben den Vorteil, dass zwar eine muskuläre Anspannung, aber keine Bewegung stattfindet. So wird eine Belastung der ohnehin schon verspannten Muskulatur vermieden.

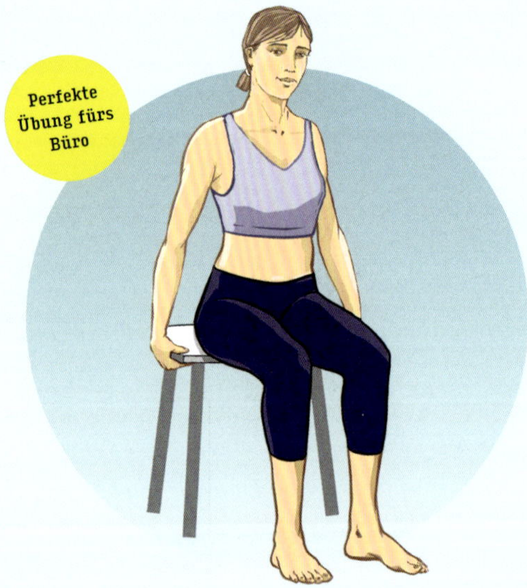

1. Setze dich aufrecht auf einen Stuhl oder Hocker und greife mit deinen Händen seitlich unter die Sitzfläche.

2. Schiebe nun dein Brustbein nach vorne raus und ziehe deine Schulterblätter zusammen, indem du deine Schultern nach hinten unten bewegst.

3. Drücke nun beide Handflächen unter dem Sitz nach oben Richtung Decke. Achte dabei darauf, nicht ins Hohlkreuz zu fallen. Halte die Spannung für etwa 20 Sekunden.

TIPP: Wiederhole diese Übung 10-mal mit jeweils 5 Sekunden Pause dazwischen.

VERBESSERUNG DER SCHULTERROTATION

Mit dieser Übung lassen sich Verengungen im Schultergelenk beseitigen und damit Nervenausstrahlungen in Arme und Hände lindern.

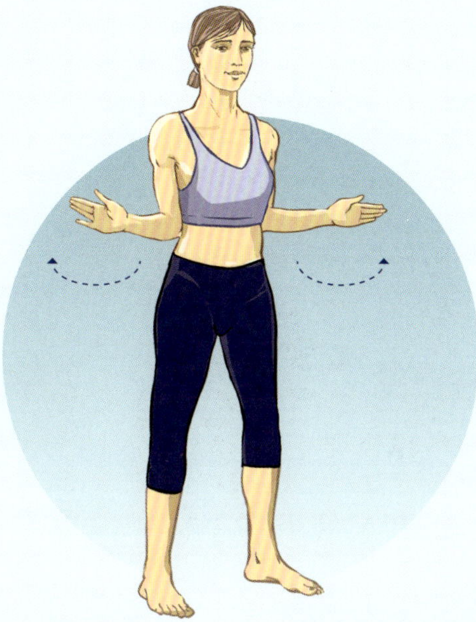

1. Stelle dich aufrecht hin, die Füße hüftbreit auseinander. Halte die Arme in einem 90°-Winkel am Ellenbogen eng am Körper.

2. Bewege nun die Unterarme so weit nach außen, dass die Oberarme den Körper noch berühren. Ziehe dann die Schultern noch mal bewusst nach unten und halte die Position 5 Sekunden. Führe die Arme anschließend wieder zurück in die Ausgangsposition.

TIPP: Wiederhole diese Übung 12-mal. Als Variante kannst du dazu auch zwei leichte Hanteln oder gefüllte Wasserflaschen in die Hände nehmen.

DER NACKENGREIFER

Die meisten von uns werden sich wundern, dass sich ihre Hände hinter dem Rücken nicht berühren werden. Das Problem ist die verkürzte vordere Brust- und Schultermuskulatur. Hier heißt es üben, üben, üben. Anfangs gerne noch mit einem Handtuch, das die Hände miteinander verbindet.

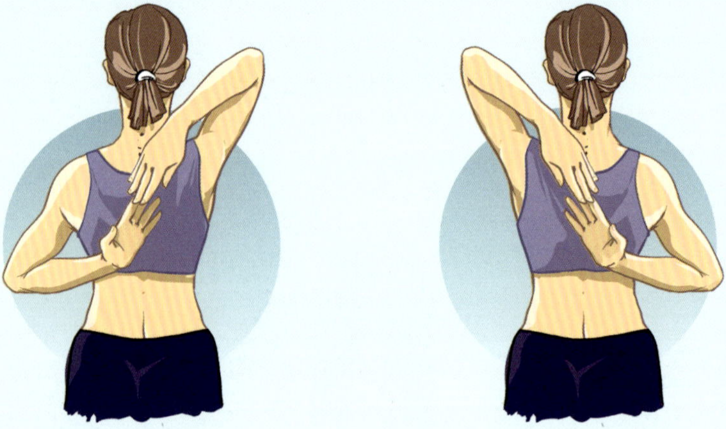

1. Stelle dich aufrecht hin, die Füße hüftbreit auseinander. Strecke deinen rechten Arm nach oben. Winkle den Arm ab, sodass deine Handinnenfläche auf der rechten Schulter liegt. Deinen linken Arm winkelst du ebenfalls ab, sodass die linke Handaußenfläche auf deiner Wirbelsäule liegt. Dann versucht du, beide Handflächen zueinander zu führen. Anfangs berühen sich möglicherweise nur die Fingerspitzen, mit mehr Übung vergrößert sich die Fläche, die sich überlagert.

2. Führe nun die gleiche Bewegungsabfolge seitenverkehrt durch. Halte die Endposition jeweils 15–20 Sekunden. 2–3 Wiederholung pro Seite.

DER AUSBALANCIERTE JA-SAGER

Damit unsere Muskeln korrekt funktionieren, muss ihre Ansteuerung fehlerfrei erfolgen. Bei Nackenschmerzen ist das nur noch eingeschränkt möglich. Mit dieser Übung lernen wir das wieder!

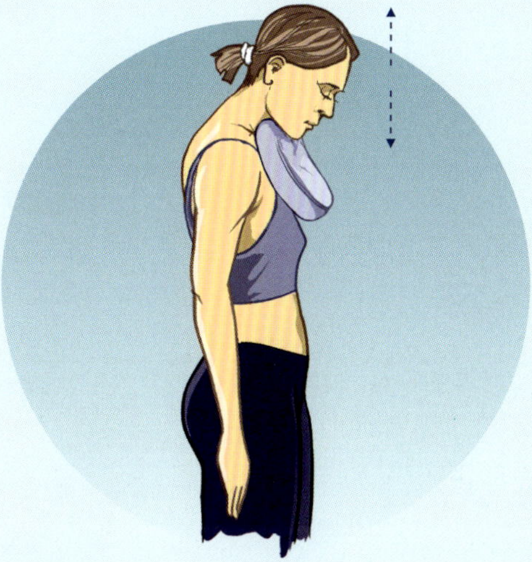

1. Klemme dir ein Balancekissen zwischen Kinn und Brust.

2. Mache nun kurze Nickbewegungen nach vorne. Beginne langsam und werde im Verlauf der Übung etwas schneller.

TIPP: Mache diese Übung 10 Sekunden am Stück, dann 10 Sekunden Pause. Insgesamt solltest du 60 Sekunden trainieren.
Anstelle eines Balancekissens kannst du für diese Übung auch ein zusammengerolltes Handtuch nehmen.

NACKENSTÄRKER IN RÜCKENLAGE

Mit den folgenden 4 Übungen kannst du eine kleine Challenge starten: Sie werden von Level 1 bis zu Level 3 immer etwas schwerer ...

1. Lege dich flach auf den Boden. Rolle ein Handtuch zusammen und schiebe es unter deinen Nacken, damit die Wirbelsäule unterstützt ist.
Level 1: Drücke den Kopf 10 Sekunden gegen den Boden, dann 10 Sekunden entspannen. Wiederhole diese Übung 10-mal.

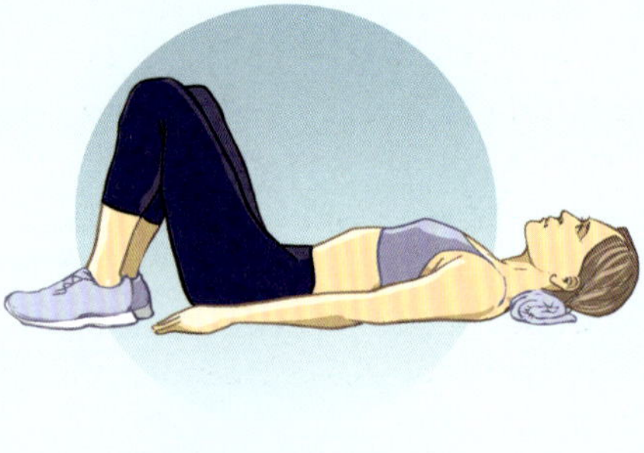

2. Level 2: Strecke zusätzlich einen Arm gerade nach hinten aus und bewege ihn auf und ab. Wechsle den rechten und linken Arm dabei ab (5 Wiederholungen). Strecke danach beide Arme nach hinten aus und bewege sie gleichzeitig auf und ab (5 Wiederholungen).

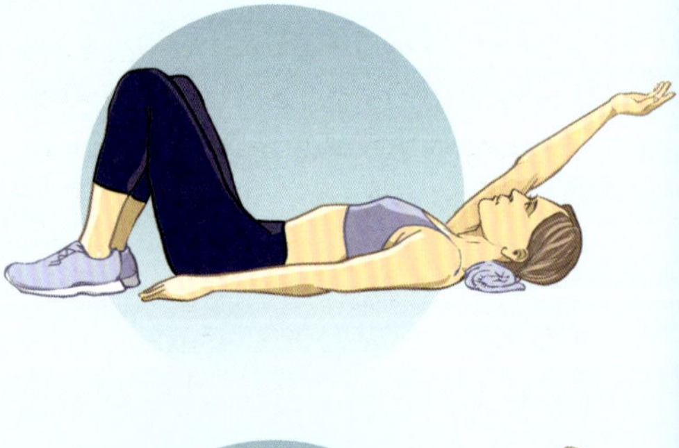

3. Level 3: Nimm zusätzlich ein Gewicht von mehr als 500 Gramm in die jeweilige Hand.

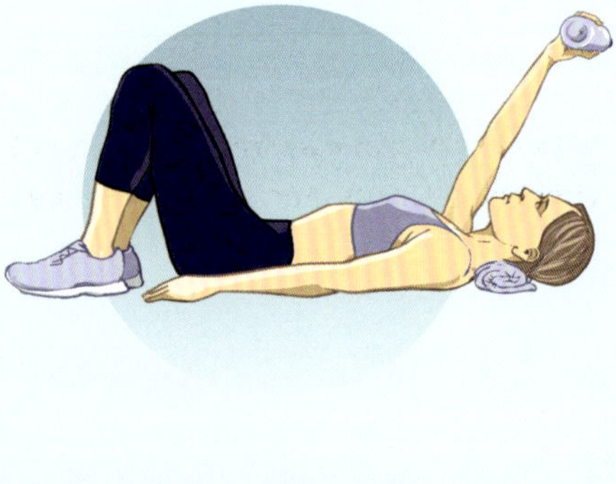

NACKENSTÄRKER IN BAUCHLAGE

Abwechslung ist das Beste für unseren Bewegungsapparat. Manche Übungen sehen ähnlich aus, doch schon eine minimale Änderung in der Ausgangsposition kann einen neuen Reiz schaffen!

1. Lege dich bäuchlings auf dein Bett, sodass der Kopf über das Bettende hinausragt.
Level 1: Halte den Kopf für 10 Sekunden in gerader Verlängerung der Wirbelsäule, dann 10 Sekunden entspannen. Wiederhole diese Übung 10-mal.

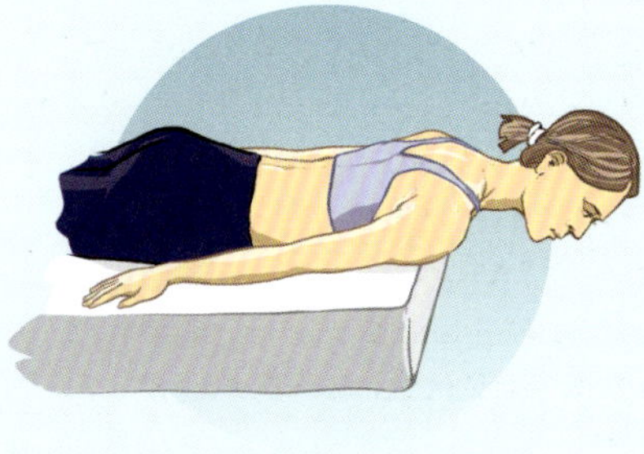

2. Level 2: Strecke zusätzlich einen Arm gerade nach vorne aus und bewege ihn auf und ab. Wechsle den rechten und linken Arm dabei ab (5 Wiederholungen). Strecke danach beide Arme nach vorne aus und bewege sie gleichzeitig auf und ab (5 Wiederholungen).

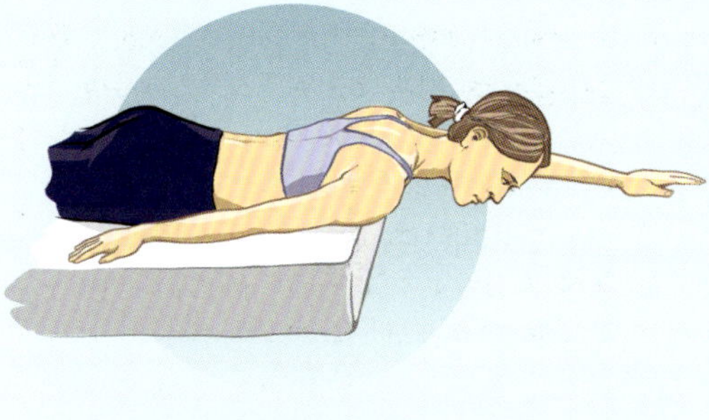

3. Level 3: Nimm zusätzlich ein Gewicht von mehr als 500 Gramm in die Hände.

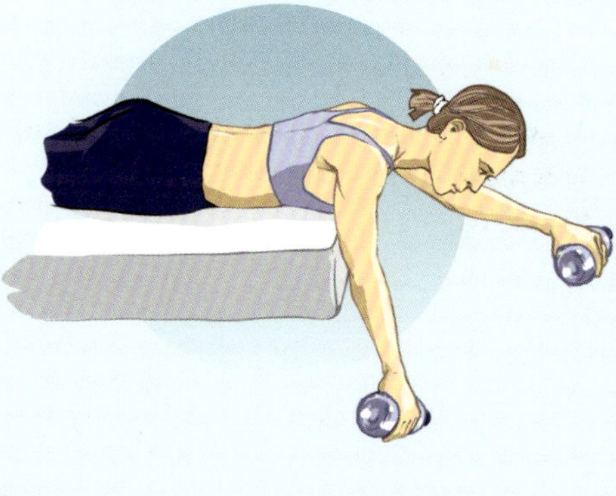

NACKENSTÄRKER IM VIERFÜSSLERSTAND

Durch das Anheben des Beines haben wir neben dem Hüft- und Oberschenkeltraining gleichzeitig einen sicheren Trainingseffekt auf unsere Core-Stabilität.

1. Begib dich in den Vierfüßlerstand. Halte den Kopf dabei in gerader Verlängerung der Wirbelsäule.
Level 1: Halte diese Position für 10 Sekunden, dann 10 Sekunden entspannen. Wiederhole diese Übung 10-mal.

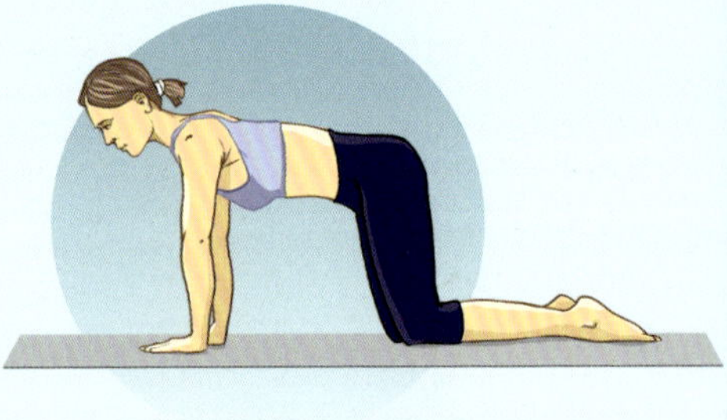

2. Level 2: Strecke nun zusätzlich den linken Arm nach vorne aus, während du gleichzeitig das rechte Bein nach hinten ausstreckst (5 Wiederholungen). Strecke danach den rechten Arm nach vorne aus, während du gleichzeitig das linke Bein nach hinten ausstreckst (5 Wiederholungen).

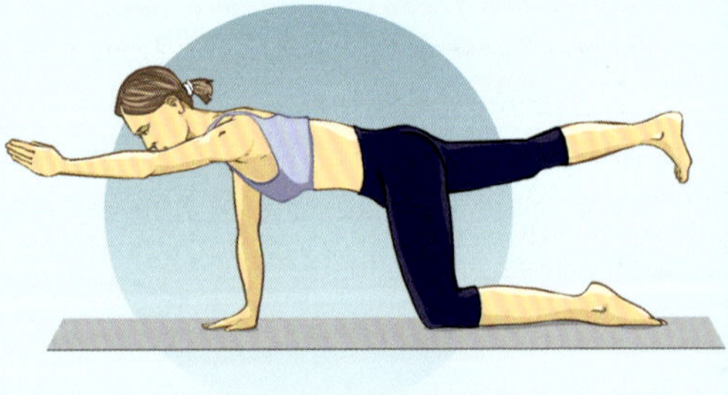

3. Level 3: Nimm zusätzlich ein Gewicht von mehr als 500 Gramm in die jeweilige Hand.

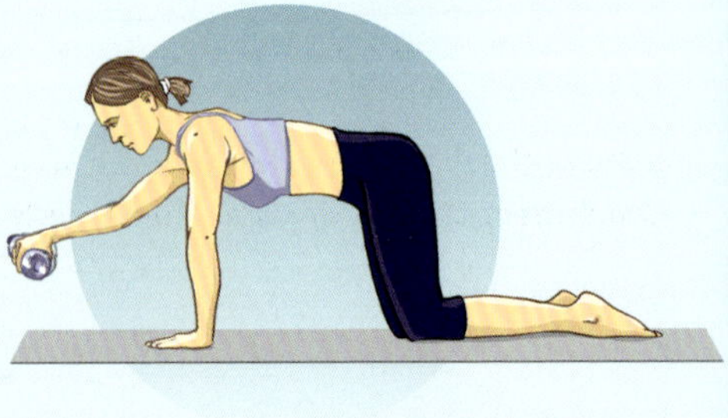

NACKENSTÄRKER AN DER WAND

Durch diese isometrische Übung trainieren wir unsere Nackenmuskulatur. Beim Anlehnen des Kopfes an die Wand ist dieser in der Position, wie es sich der Orthopäde wünscht.

1. Stell dich mit dem Körper aufrecht an eine Wand.
Level 1: Drücke deinen Kopf für 10 Sekunden an die Wand, dann 10 Sekunden entspannen. Wiederhole diese Übung 10-mal.

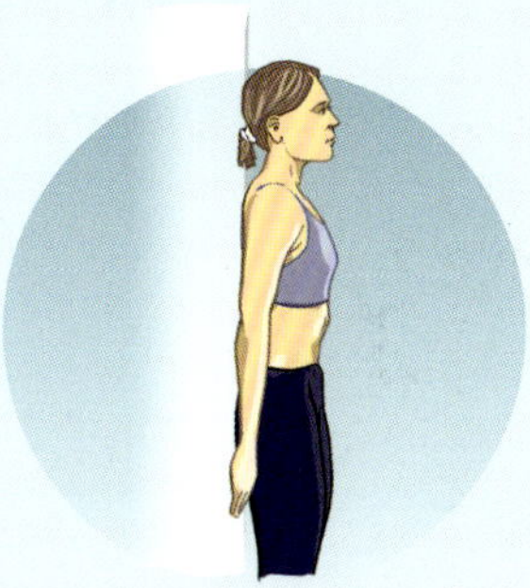

2. Level 2: Strecke nun zusätzlich abwechselnd den linken und den rechten Arm nach vorne aus (10 Wiederholungen). Strecke danach beide Arme nach vorne aus (10 Wiederholungen).

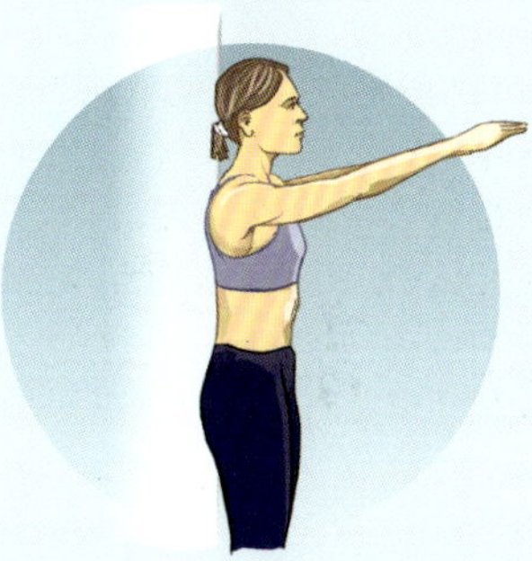

3. Level 3: Nimm zusätzlich ein Gewicht von mehr als 500 Gramm in die Hände.

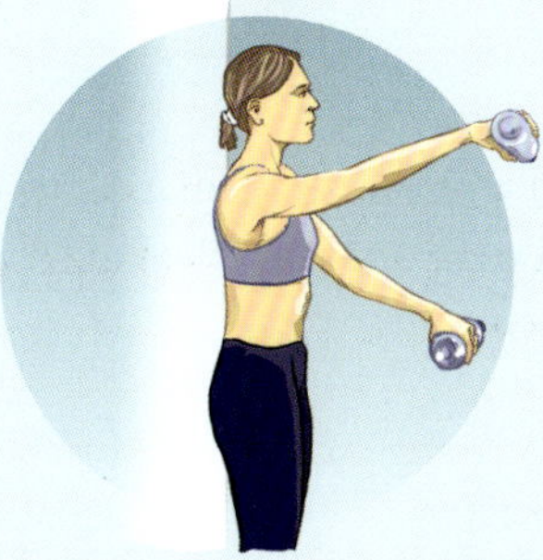

DER TÄNZELNDE ZÄHNEPUTZER

Sieht einfach aus, ist aber eine wackelige Angelegenheit: Durch die unebene Oberfläche (= Noppen oder Rillen) des Balancekissens und der „luftigen" Füllung muss dein Körper ständig minimale Ausgleichsbewegungen machen.

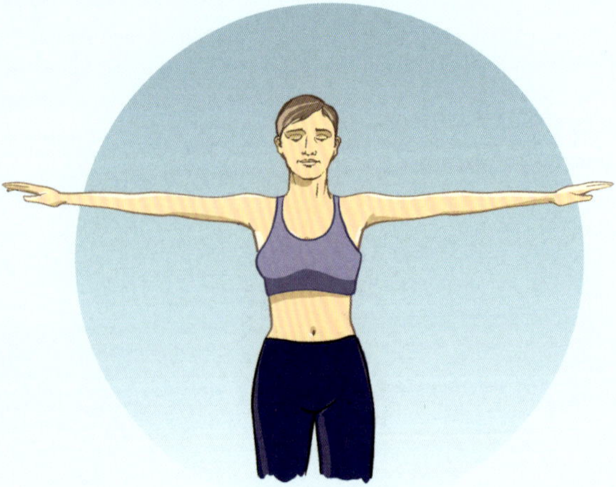

1. Stell dich beim Zähneputzen mit beiden Beinen auf ein Balancekissen, dein Oberkörper bleibt dabei aufrecht. Wenn du die vollen 2–3 Minuten durchhältst, ohne allzu sehr zu schwanken, kannst du zur Profi-Variante übergehen.

2. Stelle dich hierfür abwechselnd mit dem linken und dem rechten Bein auf das Balancekissen und hebe das jeweils andere Bein im 90°-Winkel nach oben.

TIPP: Diese Übung stärkt nicht nur deine Körpermitte. Neue Forschungsergebnisse zeigen, dass ein guter Gleichgewichtssinn mit einem gesünderen und längeren Leben verbunden sind.

BECKENBODENTRAINING

Mit dieser Übung trainierst du dein Wirbelsäulenfundament – und das Beste: Das Training ist für Außenstehende nicht sichtbar. Du kannst es also (fast) überall und zu jeder Zeit machen!

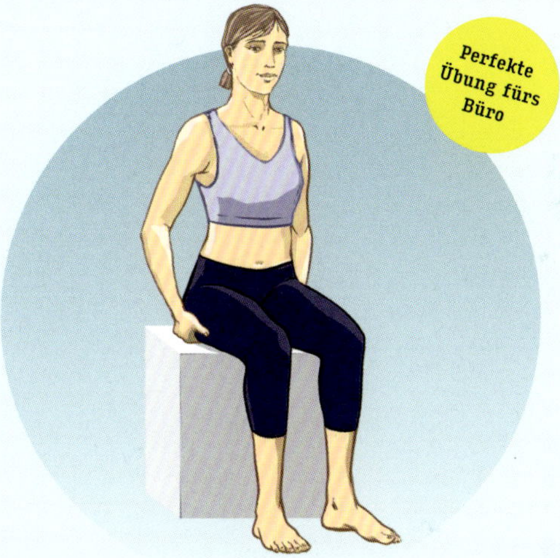

1. Setze dich auf einen Stuhl oder Hocker. Schiebe deine Hände mit der Handinnenfläche nach oben unter deine Sitzbeinhöcker.

2. Nun gilt es, die beiden Sitzbeinhöcker (theoretisch) zusammenzuziehen. Hierzu stellst du dir deinen Beckenboden wie einen aufgespannten Regenschirm vor, den du schließen möchtest. Spanne gleichzeitig auch deine Schließmuskeln an.

TIPP: Wichtig bei dieser Übung: Langsam an- und entspannen, ohne irgendwelche sichtbaren Aufstehbewegungen.

SCHLUSSWORT

Was unterscheidet diesen Ratgeber von einem Roman? Der Roman hat ein nicht veränderbares Ende – wie auch immer dieses gestaltet sein mag. Mit einem Ratgeber wie diesem, schreibst du als Leser deine ganz persönliche Nackengeschichte. Und die endet zu keinem Zeitpunkt, sondern muss stetig weitergeschrieben werden. Denn unser Körper hat kein Bewegungsgedächtnis im Sinne von „Ich habe da mal eine ganze Zeit lang den richtigen Bewegungsausgleich gemacht – das wird schon für die nächsten Jahre reichen". Wir müssen ständig was für unseren Körper und unseren Nacken machen, da sich unsere Körperzellen immer wieder erneuern. Und die heranwachsenden Zellen wissen nichts mehr von der Aktivität ihrer Vorfahren. Ich bin mir sicher, dass du dir mit dem richtigen Hintergrundwissen und den effektiven und einfachen Übungen über kurz oder lang einen stabilen, flexiblen und damit gesunden Nacken aneignen kannst. Warum weiter Schmerzen symptomatisch behandeln, wenn du die Ursache mit wenig Aufwand nachhaltig angehen kannst?! Ich wünsche dir auf deinem Weg zu einem gesunden Nacken viel Erfolg. Du schaffst das!

Dein 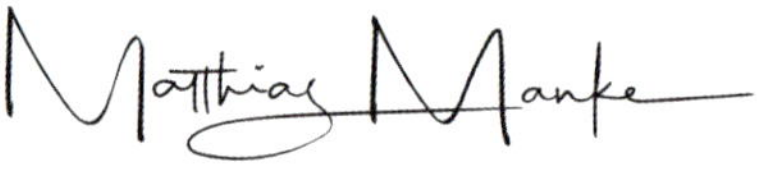

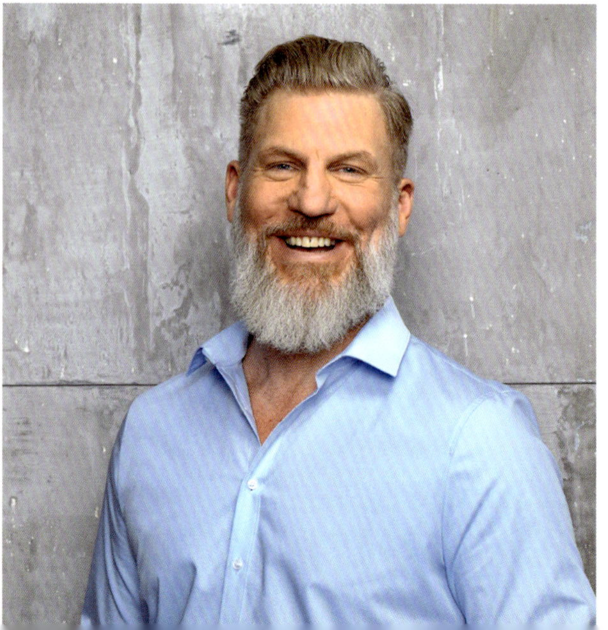

DANKSAGUNG

Ich habe in meinem Leben gelernt, dass man die wenigsten Dinge allein schafft – und dankbar dafür sein sollte, dass man von verschiedenen Menschen Unterstützung für sein Tun bekommt. Dementsprechend richte ich meinen Dank an:

Meine Frau Melanie, die durch ihr Organisationstalent und den häufigen Verzicht auf gemeinsame Unternehmungen mir Zeit zum Schreiben dieses Buches verschafft hat.

Meinen orthopädischen Kollegen Dr. Andreas Falarzik, von dem ich in jungen Jahren die funktionellen Zusammenhänge in der Orthopädie gelernt habe – und der mich gelehrt hat, nicht Röntgen- und MRT-Bildern, sondern der eigenen Untersuchung mittels Händen und Augen zu vertrauen. Für mich unumstritten die Nr. 1 unter den Sportmedizinern Deutschlands.

Meinen orthopädischen Kollegen Dr. Patrick Julius, der wie immer auch dieses Buch gegengelesen hat. Unsere gemeinsame Lehrtätigkeit seit über 15 Jahren im Bereich ärztliche Fortbildung hat uns zu Brüdern im Geiste gemacht, was der aufmerksame Hörer unseres Podcasts „Die Medizinmänner" in jeder Minute bestätigen wird.

Mein ZS-Verlagsteam in Person von Nadine Widl, Annette Gillich-Beltz und Jürgen Brandt, für ihre Professionalität und ihre Motivation, immer das Beste aus mir und dem Projekt zu holen.

Dani Ramsperger und Jürgen Evers von kick.management, die mich seit Jahren immer wieder zu solchen Projekten „nötigen" – wohlwissend, dass ich dafür brenne, Menschen durch die richtigen Tipps zu mehr Gesundheit und Lebensqualität zu verhelfen.

Ende – Danke – Manke

Sachregister

Übungsregister

Übungen von A bis Z

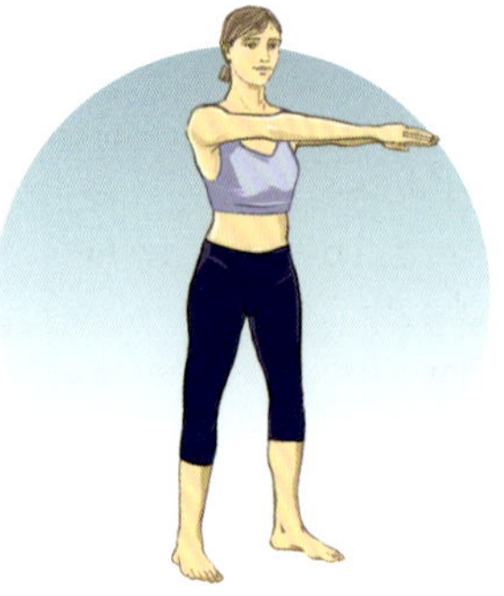

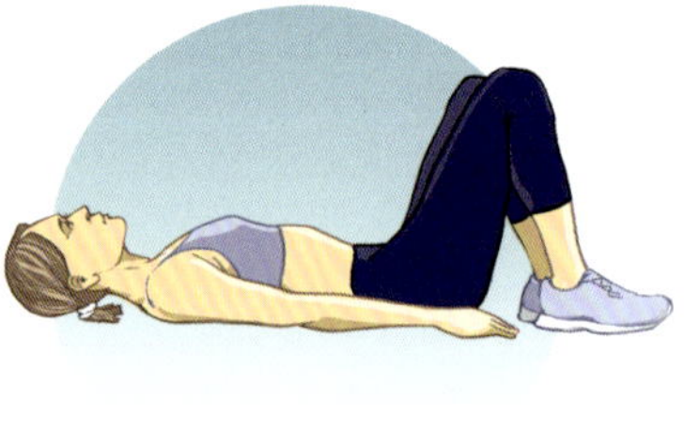

Übungen nach Programmkategorie

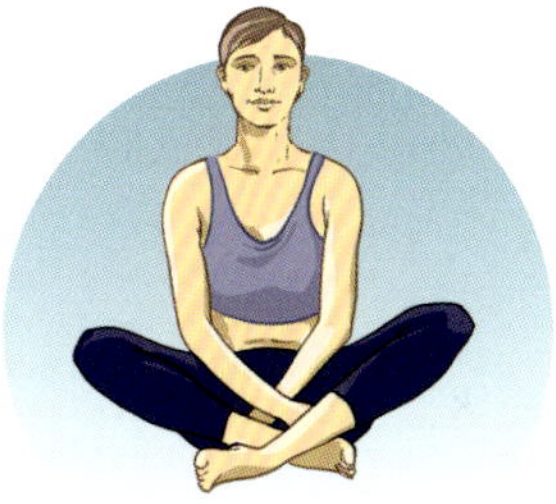

SOS-Soforthilfe

Stabilisierungsprogramm

Erweitertes Core-Training

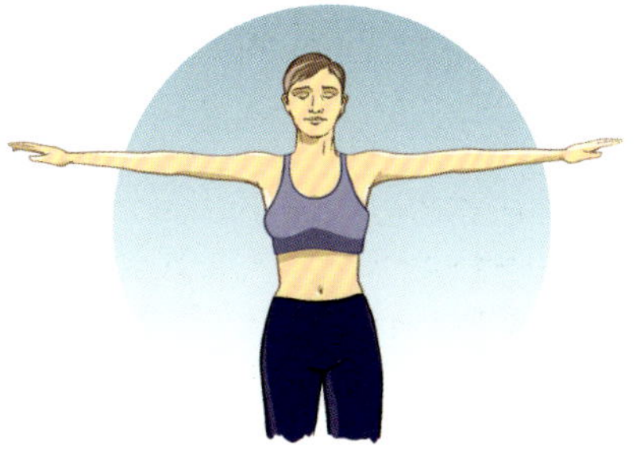

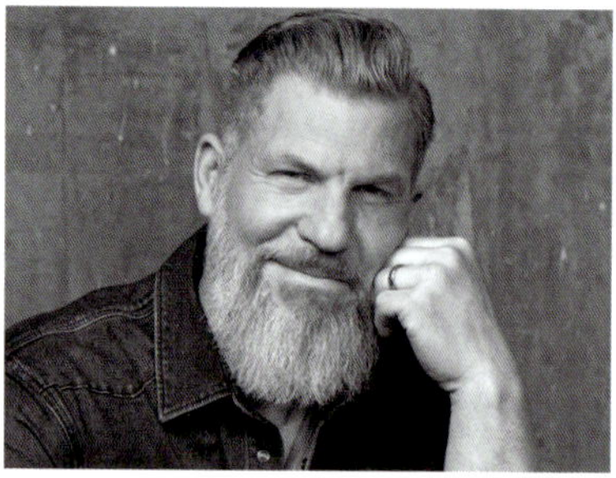

ZUM AUTOR

Dr. Matthias Manke – Facharzt für Orthopädie mit eigener Praxis in Bochum-Wattenscheid und Bestseller-Autor – hat sich mit diesem Buch einem (neuen) Volksleiden gewidmet: Dank Smartphone, Tablet und Co. klagen immer mehr Menschen über Schmerzen im Nackenbereich. Mit viel Wissen über den eigenen Körper und 30 leicht umsetzbaren Übungen macht der Revierdoc seine Leserinnen und Leser fit für die oftmals nicht gerade nackenfreundlichen Herausforderungen des Alltags.

Weitere Bücher des Autors:

→ Doktor Draußen

→ Wenn der Orthopäde Rücken hat

IMPRESSUM

Hinter jedem tollen Buch steckt ein starkes Team

Projektleitung: *Nadine Widl*
Lektorat: *Annette Gillich-Beltz*
Covergestaltung: *ZERO Werbeagentur, München*
Grafische Gestaltung: *Stephanie Willing, 31Media GmbH*
Umschlaggestaltung und Satz: *Dorothee Griesbeck*
Illustrationen (Übungen): *Jan Russok*
Autorenfotos: *Michael Wilfling, 31Media GmbH*
Weitere Illustrationen und Fotos: *Shutterstock*
Herstellung: *Frank Jansen*
Producing: *Jan Russok*
Druck & Bindung: *optimal media GmbH, Röbel*

1. Auflage 2024

Kaiserstraße 14 b
D-80801 München
ISBN: 978-3-96584-395-0

HINWEIS

Die Ratschläge in diesem Buch wurden mit größter Sorgfalt von Autor und Verlag erarbeitet und geprüft. Eine Garantie kann jedoch nicht übernommen werden. Ebenso ist eine Haftung des Autors bzw. des Verlags und seiner Beauftragten für Personen-, Sach- oder Vermögensschäden ausgeschlossen. Erkrankungen mit ernstem Hintergrund gehören in ärztliche Behandlung! Bei bereits bestehenden Beschwerden kann das Buch daher keinen fachärztlichen Rat ersetze

LIEBE LESERINNEN, LIEBE LESER,

wie schön, dass Sie ein Buch von ZS in den Händen halten. „Jetzt leben!" ist das Motto unseres Verlages. Es steht für Genuss und Inspiration, Unterstützung und Motivation. Ob Kulinarik oder Fitness, Gesundheit oder Lebenshilfe – seit über 30 Jahren bieten wir kompetente Ratgeber für (fast) alle Lebenslagen. Wir lieben Tradition genauso wie Innovation – sie treiben uns an. Unsere Autorinnen und Autoren sind Menschen, die zu ihrem Thema wirklich etwas zu sagen und zu schreiben haben. Unsere Produkte sind erzählerisch, appetitmachend und als gedruckte Bücher haptisch echte Erlebnisse. Für Sie mit ganz viel Liebe gemacht! Entdecken Sie mehr aus unserer wunderbaren Welt!

UNSER VERLAGSHAUS

Mit Standorten in Hamburg und München zählt die Edel Verlagsgruppe zu den größten unabhängigen Buchanbietern Deutschlands. Zur Gruppe gehören die Verlage Dr. Oetker Verlag, Edel Sports, KARIBU und ZS.

ZS - Ein Verlag der Edel Verlagsgruppe
www.zsverlag.de
www.facebook.com/zsverlag
www.instagram.com/zsverlag

FÜR DIE UMWELT

ZS unterstützt bei der Produktion dieses Buches das Projekt „Junge Riesen für die nächsten 100 Jahre" im Naturpark Nossentiner/Schwinzer Heide. Damit wird ein Anteil der unvermeidbaren CO_2-Emissionen im direkten Umfeld des Produktionsstandortes kompensiert.

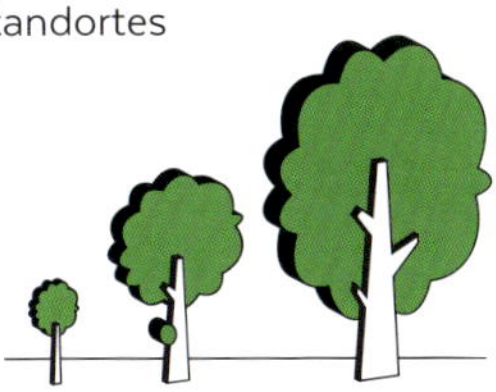

NEWSLETTER

Was koche ich heute Feines? Und wie geht das – schmackhaft und gesund?

Melden Sie sich jetzt zum ZS-Genuss-Service an und verpassen Sie keine kulinarischen und gesundheitlichen Trends mehr.
Wir informieren Sie regelmäßig über unsere Neuerscheinungen, Aktionen oder Gewinnspiele und verraten Ihnen unsere Lieblingsrezepte!

GEWINNEN

Unter allen Neuabonnierenden verlosen wir jeden Monat eine *ZS-Genuss-Box* im Wert von 75,00 €.

Jetzt anmelden unter:
www.zsverlag.de/newsletter

oder den QR Code scannen:

ANMELDEN!